小西恵美子＋著

看護倫理を考える言葉

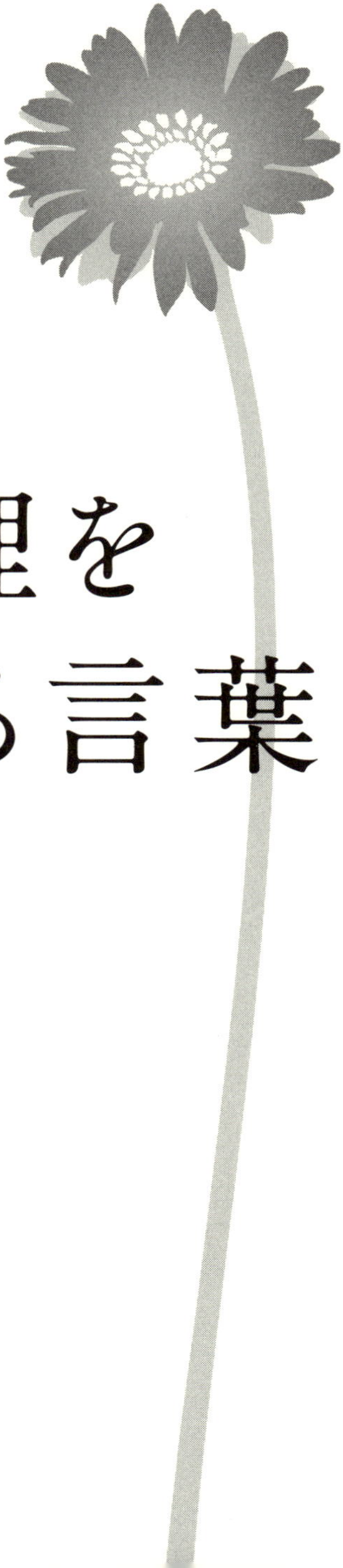

日本看護協会出版会

看護倫理を考える言葉　目次

01

娘ひとりだったので、
大事に大事に育ててきた。
何もわからない〝子ども〟なんです。
彼女に事実を話したら、きっとショックで
生きていけなくなるでしょう

ある母親

Emiko Konishi et. al: Harmony; The Japanese traditional value and its implications for nursing ethics.
Nursing Ethics. 16(5). 625-636. 2009.

標記はAさんの母親の言葉です。Aさんは21歳、女子大生。胃がんの骨メタにより末期状態に近づいていましたが、母親の強い希望で告知されていませんでした。医師も看護師も、今後Aさんが必ず疾患に対して疑問をもつ時がくると感じ、担当医は折に触れ、母親に、Aさんに事実を伝えてはどうかと話していました。しかし母親は、標記の言葉と共に、「まだそこまで精神的に成長していないんです」と、頑なに告知を拒んでいました。モルヒネも増量され、日中の覚醒も、病気への疑問の言葉も次第に少なくなってきましたが、Aさんの表情はいつも何か言いたげでした。看護師たちは、「Aさんに残された時間は少ない。彼女から疾患について聞かれても真実を答えることができない。真実を知った上で、残された時間をどう過ごすかは彼女自身が決めることではないか。彼女と話をしていても、母親が言うような〝子ども〟ではないことがわかる」と考えていました。

私は看護師たちとこの事例を検討しました。全員が、Aさんには真実を告げるべきだという意見でしたが、「ではどうやって？」という段になると、「難しい」「どうしてよいかわからない」という人がほとんどで、実は私も、答えがみつかっていませんでした。

看護師の中に、「そっくりな例を経験した」と言う人が2人いて、1人は「結局、何もできないまま患者は亡くなった。忘れられない。辛かった」とのことでした。もう1人、

「私は母親のところへ直接行きました」と言ったのはN看護師です。「お母さん、一番怖がっているのは実はお母さん自身ではないのですか」と。《母親は滂沱の涙を流し、翌日、娘のアルバムを抱えて病室へきた。娘とベッドの端に並んで腰をかけ、幼い時からの写真を黙って2人で見た。静かな時が流れる中、娘が「お母さん、ごめんね、私、先に逝くことになって」と言った。それを母親は否定せず「私もじきに逝くから」と答えた》と、語ってくれました。「それが、母親から娘への告知でした。家族に別れの言葉を残して、よい死を迎えてほしい、私の頭にはそれしかなかったです」と、N看護師は話してくれました。

上記からは、告知されなかった患者の苦しみが伝わってきます。患者は自分は長くは生きられないと察知し、それを胸の内に押し込めていました。告知を拒んだ母親も苦しんでいました。N看護師は両方の気持ちを感じとり、「お母さん、一番怖がって…」の言葉となったのでしょう。状況の核心をつくこの一言に、「勇気」という美徳を感じる人もいるかもしれませんが、むしろこれは、母と娘へのN看護師の願いと共感の表れでしょう。「患者によい死を、家族には別れの言葉を」という願いが、N看護師の穏やかさ、温かさと相まって母親の心に触れ、告知へと向かわせたのだと思います。熟練看護師の域に達したと思われる落ち着き、穏やかさ、温かさが印象的でした。

02

倫理原則は、社会の成員が一般に共有している道徳性を源としている

トム・ビーチャム、ジェイムズ・チルドレス

Beauchamp TL, Childress JF: Principles of biomedical ethics. 7th ed. Oxford University Press. New York. p13. 2013.

標記は、自律尊重、無害、善行、正義の4つの倫理原則を示したビーチャムらの言葉です。すなわち、これらの原則は天からの命令ではなく、庶民の一般道徳や常識を基礎にしており、それに従って行動すれば社会に是認される、[1]という意味です。しかし、ここでビーチャムらが言う「社会」は北米を中心とする西洋であり、「庶民」は西洋の価値観をもった人々であることに、注意が必要です。意味や価値の優先度は文化によって違いうるのです。[1]

ここでは、自律尊重の原則、および、この原則と密接に関わる「告知」を取り上げます。自律尊重原則は、「自律性をもつ個人が自己の価値観と信条に基づいて自分の意見をもつ権利、選択する権利、そして行為する権利を認める」という原則です。[2]この原則の基礎である個人の自律性は、西洋では非常に優先度が高く、したがって、病気の真実は患者本人に告知されます。しかし、関係性と共同体を重んじる日本では、自律性の優先度は西洋ほどに高くはなく、自律尊重原則は修正して適用することが必要かもしれません。その証拠に、日本では、病気の真実は命の持ち主である患者に伝えることを原則としつつ、現実の告知には次の3パターンが見られます。A・患者本人に直接告げる、B・患者と家族に同時に告げる、C・まず家族に告げ、患者に告げるか否かは家族の意見で決める。

1　AJ. Davis et. al／小西恵美子監訳：看護倫理を教える・学ぶ　倫理教育の視点と方法．日本看護協会出版会．p74. 2008.

2　前掲書1．p49.

さて、01であげた事例では、女子大生の患者はCのパターンでした。母親は娘への告知を拒否し、娘は孤独の中で苦しみ、また、拒否した母親も苦しんでいました。さらに、日々患者と接する医師・看護師も悩んでいました。すなわち、この事例は、Cのパターンの告知の後は、患者も家族も、また医療者も悩みや苦しみを背負っていくことを描いていました。

それでも現場には、複雑な局面を打開することのできる実践者がいます、01に登場したN看護師のように。この事例を別のグループと検討した時には、「僕は、休みの日に患者さんの大学をその母親と散歩する。2人でそこでじっくりと話をすると、母親は娘はもう子どもじゃないと、きっとわかると思う」と言う若手看護師もいました。これらの看護師は、素直に、「患者には最初から本当のことを伝えるのがよい」という考えなのだと思います。その自然体の発想や言動に、理屈を超えた道徳観と能力を見る思いがします。

デービスら、[3] 小西らは、[4] 告知に関する上記の3パターンの中では、Bが、日本の文化によく合い、患者と家族は医療の情報を共有し、家族は患者を支え、残された人生を患者と家族が共に考え、決めることができると、日本での調査に基づき提案しています。

3　アンJ・デービス et. al：ターミナル患者への情報開示の枠組み；社会、家族、患者に関る意思決定. 生命倫理. 10(1). 154-160. 2000.

4　小西恵美子（研究代表者）：ターミナル患者への情報開示の枠組みとその検証　個と家族の関係性を視点に. 平成12年—13年度科学研究費補助金基盤研究（C）研究成果報告書. 2002.

03

倫理は理性―感情―直感―人生経験のコラボレーション

ジョンストン[1]

1　Megan-Jane Johnstone: Bioethics; A Nursing Perspective 5th ed. Elsevier. p123-124. 2009.

最近の倫理系の学会で、「倫理は論理だ」との主張を耳にしました。論理性や知性の強調は本や講演などでもしばしば出会います。そのせいか、看護師たちからは、倫理は「難しいと身構えていた」「患者の権利という視点から出発しないといけないという思いに縛られていた」などのコメントをよく聞き、私は「倫理」の2文字に看護師の思考が抑制されていると感じるのです。

しかし、看護倫理の研修などで「日々の実践で気がかりに思うことは?」と、あえて「倫理」を外して問うと、「患者の様子がいつもと違う」「患者の窮状に心が痛む」「何かせずにはいられない」「他職種の指示や言動に憤りを感じる」などを述べ、人間関係の中で、また力関係の中で働く看護師は、道徳[2]の目で気づき、感じ、悩んでいると思わされます。気づく・感じるは倫理の営みの出発点であり、感情や直感は重要なのです。[3]

では、気づいた後の意思決定の過程ではどうでしょうか。標記の「倫理は理性—感情—直感—人生経験のコラボレーション」という言葉は、看護倫理学者・ジョンストンの著作からの一節です。「道徳的意思決定のプロセス」の項において、哲学者・倫理学者による《何をおいても理性や論理こそ重要である》《いや、理性の前には感情や直感がある。理性は感情や直感に理屈の衣を着せたようなものだ》等の議論を紹介した後で、彼女は

2 道徳、倫理については本書のあとがきを参照.

3 Lützén K. et. al.: Developing the Concept of Moral Sensitivity in Health Care Practice. Nursing Ethics. 13(2). 187-196. 2006.

「倫理には、理性、感情、直感、および人生経験の全てが重要だ。これらがコラボレーションし、互いに修正・補完・微調整しあって働く時、我々は道徳的な問題を健全に認識し、健全に反応することができる。理性、感情、直感、人生経験は我々の道徳的熟考の資源である」と述べています。

そして、この考えを次の**図1**（18頁）で表現します。すなわち、理性、感情、直感が正三角形の各辺を担い、人生経験がそれらにクリティカル（決定的に重要）な影響を及ぼす、という図です。ここから読み取れるのは、倫理の営みは、理性も感情も直感も同等に大事だということ、それと、人生経験・臨床経験の重要さです。

エビデンスに基づく医療で象徴される今日の医療は、知的な営みへの志向を強めていきます。その中にあって、「理性、感情、直感、人生経験のコラボ」という考えは、看護倫理に限らず、倫理は生身の人間の、人間らしい営みなのだと感じ、私は共感を覚えるのです。

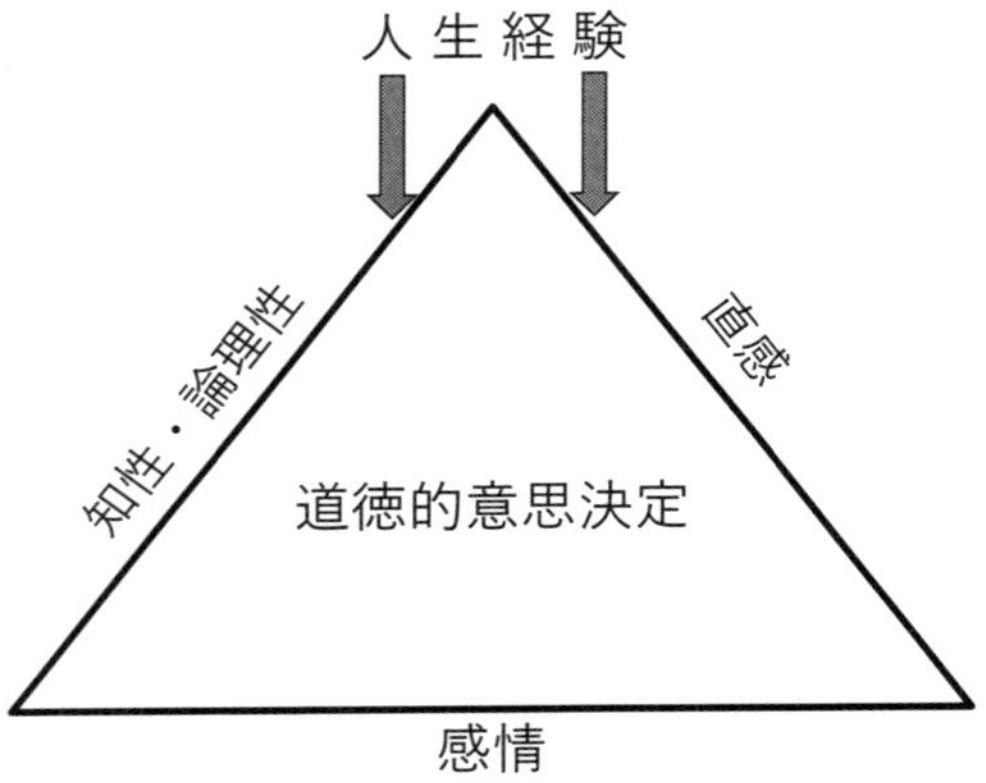

図1.　道徳的意思決定に影響するプロセス

（文献1のFig.5.6）

04

看護師が看護師らしく考えることをしなければ、患者の表面的な自己決定に寄り添うことになってしまう

パトリシア・ベナー

Benner P. et al.: Learning to See and Think Like a Nurse; Clinical Reasoning and Caring Practices.
日本看護研究学会雑誌. 30(1). 23-27. 2007.

倫理原則は倫理的判断を助ける規準として重要ですが、ベナーは、特に自律尊重の原則に対して、標記の注意を促しています。それは、ある状況がこの原則に当てはまったと見ると、そこで答えが出たと勘違いすることがあるからです。次の事例のように。

《Aさん（88歳）は、貧血、下肢浮腫、腹水で即入院となった。独居で日中はデイケアセンターにおり、家族は同じ町に娘が1人いる。病院へはデイケアスタッフがつれてきた。Hbが4（半年前は12）で、医師は胃カメラを勧め、「貧血の原因が胃からの出血かもしれません、今治療しないと大変です、殺人行為になってしまうのです」と説明した。だが本人は、「もう年だし、胃カメラはしなくていい」と言った。娘は後から病院にきて、「母の意思を尊重したい、検査が嫌なら受けなくていい」と言った。患者も家族も検査や治療を拒否しているが、看護サイドはどう関わればいいのか》。

看護師たちは、患者の言葉を文字通りに受け取って自律尊重原則に当てはめていますが、患者の思いは本当にそうなのでしょうか。

私は看護倫理の授業でこの事例を取り上げました。学生Mは、「自律尊重の原則から、本人の意思を尊重して検査や治療をしないのが正しい」と、習いたての倫理原則を使って「答え」を出しました。他の学生からは、「まずHbが上がる処置をして患者を楽にしてあげたい」「医師が『殺人行為』というのが気になる。患者は何もしないと死んでしまうことがわかっているのか心配だ。患者と話をして病気についてわかってもらう」「私なら親がこんな状態になるのは放っておけないのに、この家族はなぜそんなことを言うのか」「医療費に困っていないか」などの意見が出ました。

この事例の展開が次のようだったとするとどうでしょうか：《看護師は、患者は自己決定したと考え、それ以上の関わりをしなかった。医師は、看護師が引いてしまったのでひとり困りつつ、患者・家族と話をした。その時、患者が娘を怖がる様子が気になった。そして、家族によるケアのネグレクトを察知した》。

学生Mと看護師たちのように、ベナーの言う「表面的な自己決定」に寄り添うことで、患者はどんな影響を受けるのか、それをこの事例は示唆していると思います。それに対して他の学生たちは、たくさんの「なぜ？」をもって患者とさらに関わろうとし、その「看護師らしい」考えで、患者の本当の望みにたどりつける可能性があります。

エドワーズは[1]、自律尊重原則は単に相手の個人的問題への不干渉ということではないとして、「自律的な選択ができるように、関連する情報を与えるなど、他者の能力を高める義務がこの原則に含まれるのである」と述べています。

1 AJ. Davis et. al／小西恵美子監訳：看護倫理を教える・学ぶ．倫理教育の視点と方法．日本看護協会出版会．p49. 2008.

05

被ばくが怖い。配膳・下膳は先生がやってください

ある看護師長

ウイルスや薬剤、放射線など、様々なリスク要因の存在下で働く看護師は、ケア提供に際してある程度の危険を受ける可能性があります。その危険性に対し、恐れや個人的な気持ちを理由にケアを拒否することができるでしょうか。米国看護師協会（以下、ＡＮＡ）は、「看護師は患者をケアする義務がある。個人的な気持ちや偏見、好き嫌い、都合などを理由に患者を見捨てる自由はない」と声明しています。危険は、身体的な害の他、感情や心理面、またスピリチュアルな面（宗教や信念等）に対する害を含み、重要な社会資源である看護師は、これらの害に対し自身を大切にしなくてはなりません。

ＡＮＡは、「ある状況では、害のリスクがケアの責任を上回ることがある。例えば、免疫機能が落ちている看護師は特定の感染症患者のケアを拒否することは正当化されよう」と、ケアを拒否する権利を認め、その場合は、「客観的かつ科学的に健全な根拠に基づいてリスクを評価し、ケアを道徳的義務として行うか、または道徳的選択肢として行うかを判断する」ことを求めています。この「道徳的選択肢」とは、通常容認されているリスクの程度を超える可能性のある業務が必要になった場合には、管理者はスタッフに十分説明し、その上で、業務は同意した看護師に限定する措置が必要、という意味です。この時、ケアの拒否を選択した看護師は、患者の安全確保を最優先に、他の看護師が確実にケアを

1　土田昭司：リスクコミュニケーションとは何か　安全心理学からの提言．日本保健医療行動科学会年報．27. 10-19. 2012.

2　American Nurses Association：Position Statement on Risk and Responsibility in Providing Nursing Care. 2015.

代行できるよう、措置をとっておかなくてはなりません。

以上をふまえ、次の例を考えてみましょう。《がん治療のために放射性物質を体内に挿入された患者が放射線治療病室に入院することになった。患者は歩行が困難なために食事の配善下膳の世話が必要で、この病棟ではこのような患者は初めてだった。スタッフは、「被ばくが怖い、その仕事はやりたくない」と言うため、師長は「配膳・下膳は先生がやってください」と、医師に申し入れた》。

食事の世話は重要な看護ケアであり、また、隔離状態に置かれがちな患者が看護師と交流できる大事な機会ですが、「怖い」という気持ちは看護師がケアを拒否する理由となりうるでしょうか。「怖い」には、そのリスクへの情報のあり方が関わっていると文献1は述べていますが、師長は、スタッフの教育に何らかの努力をしたでしょうか。放射線に詳しい医師や技師から話を聞くなどはどうでしょうか。それらによって、配膳・下膳で看護師が受ける放射線のリスクが評価できたのではないでしょうか。

ANAは、リスクについて教育する、リスクを最小にする手段を強化する、および、今現に問題になっているリスクと今後問題となりうるリスクについて研究分野と協働することを、管理者に求めています。これはまた、看護教育への求めでもあると思われます。

3　小西恵美子：危険性と看護ケア提供の責任ということについて．アメリカ看護師協会の所信声明から．看護．48(15)．64-68．1996．

06

プラスの中にマイナスがある

遠藤周作

あなたはあなたを知っているか.
放送大学アーカイブス．2015年5月30日放送.

標記は遠藤周作の言葉です。ある日、彼は慈善病院を訪れました。20年来そこで働いているという修道女と院内を歩いていると、向こうから1人のお年寄りが来ます。以下、遠藤は語ります。

《修道女はそのお年寄りに呼びかけ、この方は病気のために手がこうして麻痺してしまった、でも我々の包帯巻きなどを手伝ってくださる、などと説明し、その間中、彼女は一生懸命にそのお年寄りの手をさすっていた。私は立派な方だなーと思い、ふとそのお年寄りを見ると、彼は非常に苦痛に満ちた屈辱の表情をして私から顔を背けられた。あ、この方は健康者である私の前で自分の折れ曲がった指を見せるということがどんなに辛いか。私はすぐにわかった。しかし、修道女はそれに気づかない。ひたすらさすってあげている、血行がよくなるように、と。もちろん、善意、愛情で。しかし、その愛情のために、その老人に対する想像力が欠如している。その他、自己満足の気持ちもあるかもしれない、またひょっとすると、私はこういうことも自然にできるんですよという自己顕示欲も、その愛情の中に入っているかもしれない。私はその修道女を批判している訳でも何でもない。ただその時感じたのは、人間のどんな立派な行為の中にも、自己満足や自己顕示欲がすべりこむんだな、これはどうにもならない、ということでした。と同時に、当人はそういう自己満足や自己顕示欲の感じをもっている自分に気づいていない。そうしてみると、我々の中には、自分が気づいていないもうひとりの自分がいて、それが色んな形で自分を操作していると言えるのではないか。こうして私は、自分の知らない自分に注意するようになり、一番学んだことは、どんな立派な行為にもマイナスが含まれているということ。我々はよいことをやっていると全てが許されると思いがちだが、プラスの中にはマイナスがある》。

想像力の欠如、自分では気づかない自己満足、よいことをやっていると全てが許されると思いがち…新人看護師であった頃の自分もそんなだったなーと気がつきました。よいことをしているという感覚に浸らせてくださった患者たち。その折々の患者さんが目に浮かび、感謝せずにはいられません。

ただ、臨地実習で初めて患者に接する学生は別でしょう。「一生懸命でいいね」「傍にいてくれて励まされたよ」「あんたがおってくれたおかげや」などと言葉の贈り物を患者から頂き、学生たちは、知識や技術はまだまだでも、自分は患者にとって意味ある存在なのだと素直に思い、それを支えに成長していくように思います。そして、看護師となって経験を積み、「プラスの中のマイナス」に気づけるようになっていくだろう。臨床は人を育てる場だと、私は思います。

07

マイナスの中にもプラスがある

遠藤周作

あなたはあなたを知っているか.
放送大学アーカイブス．2015年5月30日放送.

遠藤周作はさらに、「マイナスの中にもプラスがあるとも考えるようになった」と述べています。「親から神経質な性格を改めろと言われてもできる訳がない。神経質の中には細やかさというプラスがある。そうしてみると、我々が生きている色々なマイナスの中に必ずプラスが含まれている。その逆もある。自分の知らない意識下の自分には、プラスの中にマイナス、マイナスの中にプラスがある。自分を本当に動かしているのは心の奥にたまっている意識下の自分、それが自分の原動力になっている」と。

ここで1つの事例をあげます。《看護学生のA君が最初の病棟実習で受け持った患者は、不整脈頻発、血圧低下、呼吸困難などをもつ高齢の男性でした。当初は話もでき、ポータブルトイレへの移動や清拭などが手伝える状況でした。しかし、実習3日目の夜に容態が急変し、意識レベル低下、昇圧剤投与の状態となり、目を閉じたまま時々苦しそうに看護師に痰を吸引されている患者のベッドサイドで、A君はただひたすら手をさすり、足をさすり、患者を見つめていることしかできずに4日目を終えました。5日目も同様に、患者に対して何もできない苛立ちと無力感に深く苛まれた1日でした。が、ナースステーションへ戻った時、指導教員が心電図モニターからプリントアウトした記録紙を示しながら、「君が患者の部屋にいると不整脈がなくなる」と言ったのです。「君のやったことって看護

1　中村充浩：ケアと認知できないケアに関する研究．ある実習生の実習記録からの分析．平成11年度長野県看護大学看護研究．

のコアで大事なことだよ」「ベテラン看護師でもできないことを看護学生の君ができたのはすごい」とも言われ、自分が知らなかった自分の価値に気づかせてもらえ、彼は本当に救われました》。A君は後に、「ケアと認知できないケアに関する研究」と題する卒論に取り組み、その中で、「実習生にとって一番こたえるのはケアをしていないという思いに陥ること。だが、看護者の自覚の有無に関わらず、それが相手にとってプラスになることを『ケア』と称することができるならば、『自分がベッドサイドにいたこと』も『ケア』であったかもしれない」[1]と書いています。

遠藤の言う「プラス」は「よいこと」、「マイナス」は「よくないこと」とすれば、この2つは倫理のキーワードです。遠藤は、この2つは大変複雑な概念であると示唆していました。私も、「よい」「よくない」は、倫理のもう1つのキーワード、「正しい」「間違っている」よりもはるかに複雑で奥深いと思っています。看護学生のA君は、患者のベッドサイドでの自分の存在と、「何もしていない」思いに苛まれながらやっていた行為から、「よいこと」の深い意味に少し近づくことができたようです。そして指導教員は、A君が思っていた「マイナス」の中に潜んでいた「プラス」を引きずり出し、A君にそれを指し示してくれました。

08

私は患者を守ろうとしているだけ、よい看護師なら皆そうします。私に手錠？　痛い！　誰か助けて！

アレックス・ウーブルス看護師長

Alex Wubbels（アレックス・ウーブルス）はユタ大学病院の救急病棟看護師長。アルペンスキーヤーでもあり、1998年と2002年の冬季オリンピック米国代表選手

２０１７年７月、交通事故による意識不明患者が米・ユタ大学病院に搬送。そこで展開された光景を全米が知るのは９月のことでした。[1〜3]

《救急病棟に警官が現れ、ウーブルス師長（標記）が対応。警官は捜査のため当患者から採血する意向を伝えた。師長は病院規定を示し、「採血には①患者の同意、②採血専門官証明、または③逮捕令状が必要ですが、どの条件も満たしていません」と説明し、警官の患者へのアクセスを冷静に断った。すると、警官は公務執行妨害で師長を逮捕し、手錠をかけ、手荒に警察車に連行した（後に釈放）。９月、師長はボディカメラの映像を公開した》。

映像は、警官の違法な権力行使と暴力、周りで静観し警官に協力的姿勢を見せる院内治安担当官、１人で患者を守り逮捕される師長とその悲鳴（標記）という衝撃的事実を記録していました。師長の行動は人々に称賛され、それが変革につながったのでした。

師長の勇気ある行動が２つ認められます。１つはもちろん、身の危険を賭して患者を擁護したこと、２つ目が映像の公開です。それまでの数週間、彼女は病院と警察当局に状況改善を提案し折衝していました。しかし進展はなく、最後の手段として映像公開を決断したのでした。[1]

1　Douglas P. Olsen: The Ethical and Legal Implications of a Nurse's Arrest in Utah. AJN. 118(3). 47-53. 2018.

2　Derek Hawkins: ‘This is crazy,’ sobs Utah hospital nurse as cop roughs her up, arrests her for doing her job. The Washington Post. Sept 2. 2017.

それにより、重要事項の再確認と、次のような改善が組織的になされました。

- 血液資料が有する個人情報の膨大さと重要性に鑑み、採血に係るインフォームドコンセントと個人情報保護を徹底する
- 併せて、患者の生体資料を医療目的以外（犯罪捜査等）に用いることについて、その倫理性を改めて検証する
- 看護師が患者ケアに専心できるよう、患者ケアのエリアに警官の立ち入りを禁じ、捜査等は病院管理者が対応する

師長の標記の言葉のとおり、彼女は看護師の第1職責「患者を守る」を遂行しただけです。それには困難やリスクを伴うこともある。それでも、彼女は職責を貫き、変革を導きました。警官は解雇され、師長には、市と病院から多額の謝罪金が支払われました。師長は「映像こそ最も強力な証拠である」と、看護師がボディカメラを着用できるよう、ユタ州看護協会に寄付をしたということです。[1~3]

3 Amy Swearer: Utah Blood Draw Incident Shows the Limits of Police Authority. The Daily Signal. September 6. 2017.

09

ルーチン化により、病院独特の正常概念がつくりだされる

ダニエル・チャンブリス

D. F. Chambliss 著．浅野祐子訳：ケアの向こう側　看護職が直面する道徳的・倫理的矛盾．日本看護協会出版会．p245. 2002.

標記は、チャンブリスの書「ケアの向こう側」の中の言葉です。病院が他の組織と決定的に異なるのは「日常の一部として人々は苦しみ、死ぬ」こと。[1] 彼はその文脈で、ルーチン化がもたらす倫理性を問いました。心肺蘇生（以下、CPR）は、医療者にはルーチンと反復性の一環でも、学生には全くそうではない。以下の事例[2]は、看護学生が教員の指導のもとに倫理分析を行い、ルーチンの改善を提案していく過程を描きます。

ケース：重傷患者が、訪室中の妻の目前で心停止した。医師チームは、ルーチン化された手順どおり、直ちに家族を外に出してCPRを実施。茫然とする妻。救急看護の実習生がこの状景を目撃していた。学生は実習カンファレンスで、「患者は結局助からなかった。妻は別れを告げる機会も最後の見送りの機会も奪われ、涙にくれていた」と述べた。

教員は、《これは、医療者だけでCPRに集中したい医師の望みと、患者の傍で見守りたい家族の望みが対立している倫理的ジレンマだ。「家族に見せないCPR」の慣行が正当か否かを、文献検討を通して判断しなさい》と指導した。学生は次の手順で検討していった。

文献検討：文献から、死はつい最近までは常に家族と共にあったこと、近年のハイテク医療が家族を死から遠ざけたこと、救急患者の家族の体験やニーズなどの看護研究が、この問題への社会的関心を促してきたことなどを知る。

1　D. F. Chambliss 著．浅野祐子訳：ケアの向こう側　看護職が直面する道徳的・倫理的矛盾．日本看護協会出版会．p245. 2002.

2　A. T. Nibert: Teaching clinical ethics using a case study; family presence during cardiopulmonary Resuscitaition. Critical Care Nurse. 25(1). 38-44. 2005.

分析：ジョンセンらの臨床倫理分析の枠組みを用いて状況を分析し、判断を導く。

①医学的事項[3]　ＣＰＲの救命率は、文献上15％以下と極めて低く、家族立ちあいの有無は生存率に関係しない。したがって「家族に見せないＣＰＲ」の慣行に医学的な根拠はない。

②患者の意向　文献では、ＣＰＲを受ける患者の傍に家族がいることを患者も家族も望んでいる。患者の意向が不明な状況で判断せざるをえない時には、この情報を根拠にできる。

③ＱＯＬ　文献上（看護の文献が主）、ＣＰＲに家族が立ちあうことで、患者は尊厳と人格を保つことができ、家族も、最後の別れの機会が得られ、著しい精神的衝撃は受けていない。

④周囲の状況　文献には、家族の精神的衝撃の他、家族から暴力・訴訟を受ける可能性を懸念して、医師は家族の立ちあいを拒んできたとある。しかし、ＣＰＲを受ける患者は人格をもつ人間だと認識している医師ならば、そのような懸念はもたないはずだ。

結論：以上から、このジレンマには、医療者がＣＰＲ患者を非人格化して見ているという「周囲の状況」が寄与していることがわかった。医学的事項やＱＯＬではなく、「周囲の状況」という社会的要因により、このジレンマが生じている。

学生は、当該慣行は正当化されないと結論し、ＣＰＲには家族の立ちあいを無条件に認めるか、または患者・家族の選択肢とするべきであると提案したのでした。

3　原文はmedical indication。国内の一般訳は「医学的適応」であるが、文献2の文脈上、「医学的事項」とする。

10

ナースは独自の倫理的分析が必要である

ダニエル・チャンブリス

D. F. Chambliss 著．浅野祐子訳：ケアの向こう側．日本看護協会出版会．p115. 2002.

チャンブリスは、看護師へのメッセージとして標記を述べました。彼の、《看護の問題は特にナースが働く組織の構造を反映しており、看護における倫理を真剣に議論すれば、「倫理学がより広い組織的な問題となっていく」[1]、「比較的権限のない多くの人々をも対象とするものになっていく」[2]》という一節は、標記メッセージの重要性を裏づけています。看護師が、看護の立ち位置から看護師らしく倫理を考えることは、よりよい医療に資すると共に、看護師だけでなく他の医療者のエンパワーメントにもつながると思います。

09の事例では、「家族に見せないCPR」という、米国のある救急病棟の慣行を取り上げました。その組織の中でのルーチン化・反復性により、看護師はこの状況における倫理が見えなくなっていたか、または、問題を感じても医師や上司に言えなかったのかもしれません。そうした空気に、看護学生の倫理の目が新しい風を注ぎました。文献検討をし、既存の倫理分析ツールを用いて、医学的事項、当事者の意向、QOL、周囲の状況の4要素に関するエビデンスを抽出し、その中のどの要素が倫理的問題に顕著に寄与しているのかを判断し、改善を提案していく手法はとても参考になると思います。

私は日本のCPRの状況を2人の看護職に聞いてみました。1人は、「原則的に見せていないが、これ以上CPRをしても蘇生しないという現実を理解していただくために、医

1　D. F. Chambliss 著．浅野祐子訳：ケアの向こう側．日本看護協会出版会．p115. 2002.

2　前掲書1．p10. 2002.

3　山勢博彰他：心肺蘇生処置中の家族の立ち会いに関する現状および医療従事者の意識と家族の思い．救急振興財団助成研究研究報告書．2008.

師が最後に家族を入れる場合はある。家族のお別れの心情を考えて、という感じではないようです」とのこと。もう1人は、「家族にお聞きし、希望された家族には見ていただきました。医師は反対でしたが、見た家族は、『これで十分です』『ここまでやってもらえてよかったです』と言われ、医師もそれを聞いてCPRをやめるタイミングがつかめたようで、その後は協力してくれるようになりました。最後がどうなっていくのかを家族に納得していただきたいことと家族がいる中で見送ってほしいと考えていました」とのことでした。彼らも、また上記の事例中の看護学生や教員も、CPRという同じ1つの現象でも、それを見る目や関心が他職種とは違っており、看護師の存在意義はそこにあるのではないかと思いました。

日本では、「家族に見せないCPR」に関する看護研究はまだ少ないです。[3] この問題を「広い組織的な問題」[2] と捉えて改善等の提案につなぐには、家族の立ちあいによりCPRの救命率は影響を受けるか、患者・家族の意向やQOLはどうか、また、医師や看護師の意識はどうか等に関する日本の情報が必要です。それらのエビデンスを活用することで、チャンブリスの言う「看護独自の倫理的分析」につなぐことができるでしょう。看護研究の意義・重要性はこうした面にもあると思います。

11

「社会の質は弱者の扱い方でわかる」と言った賢人がいます。
認知症をもつ人は身体的・心理的に、また倫理的にも弱者です

アンJ・デービス(Anne J. Davis)

日本での愛称は「アン先生」。1977年初来日。1995-2001年、長野県看護大学教授。日本における看護倫理の誕生と成長に大きく貢献し、2010年旭日中綬章受賞。「世界の看護倫理の母」と称されている。

標記は、デービス（以下「アン先生」）の来日講演「認知症と倫理」[1〜2]での言葉です。大きなテーマが2つあり、1つが、「認知症者の意思決定とコンピテンス」でした。

「コンピテンス（判断／意思決定能力）とは、説明が解かり、決めたことで生じうる結果もわかる能力のことで、認知症者を理解する上での鍵です」として、次が強調されました。

①認知症の兆候に気づいた時から良質なアセスメントと支援が必要。ある面で判断能力を欠いても、生活面全体に判断能力を欠くことにはならない。②患者はふつう3つのステージを経験していく。ステージ1は軽度で、家族や医療者は「人格・自律の尊重原則」に基づき本人と話しあって決める。症状が進むと、いくつものことを本人に代わって周囲が決める状況になる。ステージ3の重度になると、意思決定にほとんど参加できない。そこで、倫理の重点は「自律尊重原則」から「患者の最善の利益／善行原則」に移行する。

ここで、ある師長の経験事例[3]の概略を紹介します。《74歳のY氏は身寄りなく、生活保護下で当院でがん治療中。化学療法も効かなくなり、医師はがんの部分切除手術を提案、彼はこれを希望した。だがその頃から認知機能障害の兆候が現れ、自分の病室がどこかわからない状態となり、手術のインフォームドコンセント（ＩＣ）は手術予定日ぎりぎりまで待つことになった。手術2日前に突然、「準備のため帰宅したい」と彼は強く訴えた。

1　アン J・デービス：認知症と倫理．長野県看護大学創立20周年記念国際シンポジウム．2014年6月21日．

2　Anne J. Davis: Dementia and Ethics. 長野県看護大学紀要17． 16-24. 2015.

3　小西恵美子（研究代表者）：看護師に対する倫理サポートのアクションリサーチ．平成24-27年度科学研究費助成事業基盤研究（B）研究成果報告書．2017.

師長の私は彼ひとりの外出は難しいと考え、ケースワーカー等に相談したが帰宅に付き添う人の手配はできず、Y氏に事情を説明すると自宅外出に固執して興奮した。患者の人権を考え、主治医と協議し、主治医が付き添って自宅へ外出した。無事に外出から戻り、穏やかな表情になり興奮状態はなくなった。その翌日、Y氏に手術のICを行うことになった。当日、Y氏は背広の上着に下はステテコという姿で面談室に来た。医師が病状と手術の説明をしている最中に、Y氏は眠ってしまった。手術に同意か否かわからず、身寄りもない彼のために誰がどう決めるのか？　私はとても悩んだ。私は、主治医と看護師だけでは倫理的配慮が不十分と考え、精神科医、ケースワーカー、生活保護担当者にも入ってもらうように調整した。全員で協議し、根治は難しく、術後はQOLを下げる、また致命的な状況にもなりうる手術であるため、手術はせず、緩和医療に切り替えることになった。単身での自宅療養は困難なため、転院の手配をした》。

この事例では、Y氏の医療・福祉の方針が、自律尊重原則から善行原則に切り替わる様子、およびその切り替えに寄与した師長の調整能力が読み取れます。Y氏の表情、服装、行動から彼の判断能力をアセスメントし、それに基づき、Y氏の安全と福祉のために、他職種と話しあって調整した師長は、オーケストラの指揮者のような働きをしました。

12

私たちは、家族あるいはナースとして、認知症の方を心にかけ、一定の自由を守りながら同時に安全を保つにはどうするべきでしょうか

アンJ・デービス（Anne J. Davis）

アン先生の講演「認知症と倫理[1〜2]」の2つ目のテーマは、「認知症者の自由とリスクのバランス」でした。標記は、その際の会場への問いかけの言葉です。

先生は、「大人に行動の自由があるのは、ある状況におけるリスクを評価でき、ほぼ確実に危険を避ける能力があるからです。認知症ではこの能力が時と共に衰退してゆきます」と述べ、「安全」と「自由」という2つの価値が対立しうる状況について、次のレクチャーをしました。

①大人は子どもの安全を確保する義務があり、同時に子どもはリスクのある世界を探索する必要があります。日常生活にリスクは常にあり、リスクゼロはありえないのです。

②個人の自由な行動が危険を伴う場合、そのために許容できるリスクの種類と程度を考えることが大事です。ナースは安全だけを考え行動しがちですが、安全か自由かの一方だけを選ぶのではなく、妥協案を探るべきです。日本では、ボランティアが高齢者と散歩するといったことは可能でしょうか。

③認知症は回復せず、人生最後の旅路にハッピーエンドはないのでしょうが、より豊かにし、倫理的に扱うことは可能です。

講演の結びは次のとおりでした。「最後に個人的なお話をします。今、私は高齢者アパ

1 アン J・デービス：認知症と倫理．長野県看護大学創立20周年記念国際シンポジウム．2014年6月21日．

2 Anne J. Davis: Dementia and Ethics. 長野県看護大学紀要．17. 16-24. 2015.

ートに住んでいて、認知症の方もいます。介護フロアもあり、何人かはそこで生活していますが、その他の認知症の方は、私たちと同じ自立生活用のフロアに住んでいるので、その方たちとはいつも出会います。そして多くのことをその方々から学んでいます。

- 認知症の人に固定観念はもってはいけない。それぞれ皆違う、個性がある、
- 1日1日の行動についてその方たちに柔軟な期待をもつ、
- ご本人にとって大事なことを注意深く考え、ちょっと異状な行動をしてもあわてない、怒らない、
- 私たちの日常会話やその他の活動に入っていただく、
- 認知症者も含め、全ての住民を尊敬する。

皆が歳とっていくので、私たちは、認知症の方にもっと優しくもっと思いやりをもとうと学んできました。

私たちは思います。そうならなかったのは神様のおかげだと。だって皆、認知症になる可能性があるのだから。だからそうなった人を助けようと」。

アン先生の口癖は「倫理とは、語り考えること」。講演ではいつもたくさんの問いかけをして私たちに宿題を残します。しかし今回は、この結びそのものに、回答があると思いました。

13

看護には限界はないのです

アンJ・デービス(Anne J. Davis)

長野県看護大学着任直後に開催された公開講座でのアン先生の言葉

公開講座でのアン先生の言葉です。「医学には無益性（futility）があります。無益性とは、医学はこれ以上患者の命を救う手立てがない、どんな最先端の知識・技術でも治療は無駄である、という意味です。医学にはこれ以上やっても無駄という限界があるのですが、看護には限界はないのです。患者を助けるために看護ができることは常にあり、その援助は医学が見放しても続くのです[1]」。

会場を埋めた看護師たちは、アン先生のこの言葉に、「とても感動した」「よくわかった」と言っていました。それぞれの実践経験から心に響くものがあったのでしょう。私も、看護師になって初めての深夜勤で体験した「静かな体位変換」を思いだしていました。

その夜勤の時、ある高齢患者は既に呼びかけに反応しなくなっていました。医師は心電図モニターを指さして「あれがフラットになったら呼んで」と、出てゆきました。それは、「後は死亡診断だけ」という医師のサインであり、病室には先輩と私の2人の看護師が残りました。その先輩は、私を伴い、返事のないベッドサイドに立つと、「○○さん、」と静かに呼びかけ、「今まで横向きでしたね、お疲れでしょう、今、上を向くお手伝いをしますね」と耳元にささやき、患者の体をそっと抱くようにして上向きにし、しばらく患者の手をとっていました。先輩に促されて私も患者の手をとりながら、「医師と看護師は見て

1 Anne J. Davis：ターミナルケアにおける看護倫理　米国の現状から．看護教育．37(1)．27-32．1996．

2 Anne J. Davis: Dancing on the Margins to a Different Tune; Reflections on Opportunities and Relationships at Nagano College of Nursing. JAPAN 1995-2001. アン J. デービス教授最終講義と業績録．1-13.

いるものが違う」と思いました。あの時の医師の関心は、恐らく、患者の心臓という臓器にあったと思います。しかし看護師は、患者「その人」を見て、いつものように名前で呼びかけ、安楽に安らかにと手を差し伸べる。その態度は、患者に意識があるかないかは無関係でした。「今、私たちがやっていることは本当に看護だ」と、看護師になって初めての感動を覚えたのでした。あの時、先輩は自らがロールモデルとなって、医学とは違う看護のアイデンティティーを私に気づかせてくれたのだと思います。

上記の講演の6年後、アン先生は最終講義[2]で、「私の関心は、生命現象としての死そのものではなく、臨床の現実としての『死にゆくこと』にあります。人の体から命が消え去ろうとする時、それを見つめる人には命への不思議と畏敬の念を起こさせます。誰にも死は訪れます、しかし重要なことは、死にゆくことの中でも人は孤立しているのではなく、皆つながっているということです。医学と看護は共に患者の苦痛に対処してゆきますが、看護は本質的に、医学の手が及ばなくなっても、依然、必要なのです。看護は、患者の生き死にには関係なく、決して無益ではありません。死にゆくことは私たちの人生の一部なのです」と述べました。「看護師の行為の1つ1つに、哲学的な意味がある」、これはアン先生から私が学んだことの1つです。

14

世の中の多くのことは（理屈ではなく）好き嫌いで決まる

井部俊子

井部俊子監修：ナースの法則200．日本看護協会出版会．p5. 1998.

「ナースの法則２００」には、２つの対照的な言葉があります。１つは標記で、これをAとします。もう１つは、「嫌なことから逃げ出さない。そのままではいつまでたっても解決しない」[1]で、Bとします。この２つの共通点は、好き嫌いがテーマであることです。

倫理の主要テーマはよい／悪い、正しい／正しくない、についてであるとすると、好き嫌いは倫理の考察対象ではないように思えます。しかし、もし看護師のケア対象が嫌いな患者である場合はどうでしょうか。その看護師は、自分は患者を分け隔てなくケアしなくてはいけないとわかっている、しかし心の中は、私はその患者が嫌い、できるなら関わりたくないと叫んでいる。この２つが葛藤しており、その看護師にとっては辛い体験となりえます。[2] ここでは、看護学生や入職１～２年目程度の初心者ナースがそのような体験をしている状況を考えてみます。彼らにはどちらがほっとする言葉でしょうか。私はAだと思います。Aには「理屈ではない」がついていて、辛い体験をしているナースと同じ目線です。それに対してBは、「そのままではいつまでも解決しないよ」と、上から目線の言葉をかけている感じがします。

かつてアン先生が学部生に看護倫理を教えた時、[3] 学生が、「看護師Mは、ある患者が嫌いで、努力してもよい関係が築けない、でも同僚の看護師Nはそれができる、という時は

1　井部俊子監修：ナースの法則200．日本看護協会出版会．p101．1998．

2　Joan Liaschenko: Making a bridge; The moral work with patients we do not like. Journal of Palliative Care. 10(3). 83-89. 1994.

3　アン J・デービス／太田勝正：看護とは何か　看護の原点と看護倫理．照林社．1999．

どうしたらよいですか」と質問しました。アン先生は、「Mが患者とよい関係を築こうと努力したのはとてもよいことです。また、自分はよい関係が築けないとわかったことも立派です。米国では色々な方法でこの問題に対処します。1つは、看護師MとN、それと師長とで話しあい、Mの担当患者をNに替わってもらうことが考えられます。Mが患者とよい関係が築けなかったことで、この看護師を咎めてはいけません。これは大変重要なことです。よい関係が築けなかったことよりも、この看護師が努力したこと、それでも関係が築けないとわかったこと、そして、だから自分の患者を他の看護師にもってもらうほうがよい、と考えたことのほうがはるかに重要で、それがケアリングの態度です。看護師Mは、その患者には何がよいかということに心を砕いていたのですから」と答えました。[4] アリストテレス[5]は、「倫理の目標は、我々がよく生き、よい行いをするのを助けることだ」と言ったそうですが、アン先生のこの回答はそういうことを指すのではないかと思います。

さて、上の2つの言葉から研究テーマが浮かびます。例えば、看護師にとって嫌いな患者、難しい患者。それはどのような患者か、看護師は個人またはチームでそのような患者にどう対処しているか、臨床経験は嫌いな患者から逃げ出さない力を与えるか、など。看護倫理にも看護管理にも資するデータが得られるのではないかと思います。

4　Anne J Davis: Ununpublished Q/A handouts to students at Nagano College of Nursing. Jan 27. 2000.

5　アリストテレス／高田三郎訳：ニコマコス倫理学（上）．岩波書店．p15. 1971.

15

市長が倒れ、いたたまれずに、とっさに土俵に上った

土俵上で救命措置を行った看護師

「下りなさい」相撲協会員、口頭でも直接指示
心臓マッサージの女性は看護師「いたたまれず、とっさに…」.
産経West. 2018年4月5日.

《京都府舞鶴市で開催中の大相撲春場所巡業の土俵上で、挨拶に立った市長が突然意識を失い倒れた。土俵上で何もできずにいる関係者をかき分けて看護師の女性らがすぐに土俵に上がり、隣の人に時間確認の指示を出しながら救命措置を行っていたところ、「女性は土俵から下りてください」と、行司が数回にわたり場内アナウンス》[1~3]。標記はこれらの報道が伝える看護師の言葉です。

看護師らの行動は「人命」という道徳的価値[4]に基づくものであることは明らかですが、それに対してなされた場内アナウンスは、「土俵上は女人禁制」というしきたり、すなわち「道徳に関係しない価値[4]」を重んじた行動でした。「善良な人々がなぜ組織において悪をなすのか」と中村[5]は問い、その要因として個人と組織に注目します。

個人の要因―①無意識：自分が直面している状況が道徳的判断を必要としていることに気づかない、[6]**②判断ミス**：善悪の境界が曖昧な状況や難しいジレンマに直面し、道徳的に正しい判断ができない、**③意図的行為**：悪と知りつつそれを行う。

組織の要因―①組織構造：組織の上下関係により、上司の命令が道徳的に正しいとは限らない場合でも部下はそれに従う。あるいは、職務が専門分化され、部分を担当する個人は全体が見えにくくなり、小さな手抜きの集積が大惨事につながる、**②組織忠誠心**：「組

1 「下りなさい」相撲協会員、口頭でも直接指示　心臓マッサージの女性は看護師「いたたまれず、とっさに…」. 産経West. 2018年4月5日.

2 土俵で救命に当たった女性の初期対応、医師が絶賛. Huffpost. 2018年4月6日.

3 土俵で救命処置の女性は看護師だった。感謝状を固辞. 朝日新聞Digital. 2018年4月6日.

織のため」という大義名分のもと、自分の信条よりも組織の価値を優先する、③**報酬体系**：組織からの報酬の誘惑や制裁のプレッシャーは、しばしば個人の反道徳的行為を動機づける契機となる、④**倫理の制度化**：倫理委員会、倫理教育、倫理相談、内部告発の受容と問題解決の保証など、組織倫理の実現を客観的に保証し、組織的に遂行するシステムがない、あるいはその取り組みが不十分。「個人の意思決定や行為は特にその個人が所属する組織の影響を大きく受ける」と中村は述べています。

上述の看護師らの行動に戻ります。この女性たちと08で述べたウーブルス師長とはいくつかの共通点があることに気がつきます。第1に、両者の行動は映像でも報道され、第2に勇気ある行動が社会に注目され称賛されています。第3に、両者とも「当たり前のことをしただけ」と言っています。

そして第4は、彼らは「変化」を起こしていることです。ウーブルス師長の行為は、既に重要な変化を病院組織と米国社会にもたらしました。日本の看護師らの行動は、「しきたりよりも人命優先」という価値観を日本社会に定着させ、またそれが、相撲界のしきたりを問い直す声へとつながっていることです。

4　サラ・T・フライ，メガン・ジェーン・ジョンストン／片田範子，山本あい子訳：看護実践の倫理　第3版　倫理的意思決定のためのガイド．p8. 2010.
5　中村秋生：組織における反道徳的行為　人は何故、悪と知りつつそれを成すのか．共栄大学研究論集．1．41-60. 2003.
6　この状況は「道徳的盲目」と言われている。

16

服従↓協力↓協働

マーシャ・ファウラー

Marsha D. Fowler: Obey --> cooperate --> collaborate.
Unpublished communication. Dr Fowler's permission. April 13. 2018.

ＩＣＮ看護師の倫理綱領（以下、ＩＣＮ綱領）は、１９５３年の初版以来、看護師と他職種との関係を記述し続け、またそこに変遷の足取りを残しています。看護倫理の歴史家、ファウラー氏[1]は、これを標記の言葉で表しました。

氏のコメントを紹介する前に、初版以降の全ＩＣＮ綱領の原文を他職種との関係に焦点を置いて読み、歴史的に重要と思った4点を記しておきます。①１９６５年までは、「看護師は医師の指示を知性と忠誠をもって履行し、また非倫理的な行為への参加を拒否する義務がある」と、医師に対する服従義務を記していた。②１９７３年に重要な転換を行った：A.「看護師の第一義的な責任[2]は、看護を必要とする人々に対して存在する」と、患者中心の看護を明確に述べた。B.綱領において医師に言及することをやめ、医師は「他分野の共働者」の中に含めた。③他職種との関係性を表す用語は、初版から２００５年版までは「Cooperate」（協力）であった。④現行の２０１２年版で、これを「Collaborate」（協働）に変更した。

③から④への用語の変更は興味深く、ファウラー氏にこの変更の意味について尋ねました。氏の回答は、標記の言葉を冒頭に、次のとおりでした。

• 用語は、それが書かれた時代の文脈を語ります。看護における用語の変遷を辿る時、「服従」の時代に遡ることでその意味が明確になるのです。

1　ファウラーについては以下に詳しい。
AJ. Davis et. al／小西恵美子監訳：看護倫理を教える・学ぶ：倫理教育の視点と方法．日本看護協会出版会．p11. 2008.

2　2000年版以降の記述は、「看護師の専門職としての（以下同文）」である。

3　「a profession with a “distinctive body of knowledge”」とファウラー氏は記している。

- 初期の看護は、看護を特徴づける知識基盤[3]をもっておらず、知性をもって、ただし絶対に盲目的にではなく、医師の指示に従うことが義務でした。
- 後に、2つの要因によって用語は変化します。1つは、看護が「自らの知識基盤を有する専門職[3]」として医学から分離したこと、2つ目は、看護教育が高度化し、また看護の専門分化が進んだことです。その鍵が、専門職の規準の1つである看護自らの知識基盤でした。
- 英語のcooperateとcollaborateは、意味は近いですが同義語としては使いません。
- Cooperate（協力）は、共通の目標に向け、円滑に、また調和的に、共に働くこと。
- Collaborate（協働）においても、メンバーは共通目標に向け、円滑に共に働きますが、重要なことは、どのメンバーも対等（equal）で、独立し、知識は互いに重なりあいながら、それぞれ独自の知識基盤を有していることです。

ファウラー氏は、歴史を語る上での用語の重要性とともに、他職種との関係の進展の鍵は「看護自らの知識基盤[3]」であったと述べます。逆に言えば、看護を特徴づける知識をもたなければ、看護師は他職種に服従するしかないということでしょう。肝に銘じなくてはと思います。

17

基本的な法的知識を知っていれば、冷静な対応ができる

甲斐克則

甲斐克則：巻頭言「看護をめぐる法と倫理」.
日本看護倫理学会誌．10(1)．1-2. 2018.

日本医事法学会と日本生命倫理学会の代表理事を務めた甲斐克則氏が、日本看護倫理学会誌に巻頭言を寄せています。この巻頭言から2つのことを思いました。

1つ目は看護倫理と法との関係で、標記はそれに関する氏の言葉です。他にも、「(看護職は)法的側面については、一部を除きあまり学ぶ機会がなかったのではないか」「法はわが身を守ってくれるものでもある」とあり、大事なメッセージであると思います。

例えば次のようなケースを考えてみましょう。①透析患者のA氏とB氏は同じ病院に通院する間に会話を交わすようになった。そのうち、A氏が病院に姿を見せなくなり、B氏が「Aはどうしたのか」と看護師に尋ねた。[1] ②精神疾患の女性が出産した。病名は夫と本人の両親しか知らない。産後は夫の両親の世話になる予定だが、本人は看護師に「私の病名は夫の両親には絶対に秘密」と言う。育児のサポートをしてくれる夫の両親に真実を言わなくてよいのか、看護師は悩んだ。

いずれも、医療でよくある患者情報に関わる問題です。看護師はこのような時、情報を知りたがっている側(ケース①)、あるいはその情報が今後必要だろうと看護師が思う側(ケース②)に、寄り添おうとすることがよくあるようです。[2] しかし、看護師が寄り添うべきは、その情報の持ち主である患者です。患者には自分の情報をコントロールする権利

1 小西恵美子編：看護倫理　よい看護、よい看護師への道しるべ　改訂第2版．南江堂．p.132-135．2014．

2 小西恵美子（研究代表者）：看護師に対する倫理サポートのアクションリサーチ．2012-2016年科学研究費助成事業基盤研究（B）　研究成果報告書．2017．

3 前掲書1．p112-120．

がある。これが、守秘義務や個人情報保護法の基本精神です。[3] 看護師は、「私たちには法の縛りがあって患者さんの情報を他の方にお伝えすることはできません」と相手にきちんと言う（ケース①）、あるいは、その旨を自分自身に戒める（ケース②）。その上で、相手の気持ちに配慮して次にどう行動するかは、個々の状況や看護師の力量によるでしょう。看護師には共に働く協働者がいます、1人で問題を抱え込むべきではないのです。そのことは、「自己の考えを述べながら、他職種の専門職者の考えを聞き、チーム全体で意思決定をして、それぞれの問題に適切に対応していくことが、よりよく、安全で、質の高い医療の確立につながる」と甲斐氏の巻頭言にあるとおりです。

そしてその点に関連して、私が思う2つ目が、他職種との「協働」です。甲斐氏の記述は、16で述べた「協働」の意味を端的に表していると思うのです。氏はさらに、「法と倫理（医療倫理、看護倫理、生命倫理）は、相互補完的にチームとして事案に対処していくことが求められる」と述べます。医療の倫理に対しては多くのアプローチがあり[4]、看護倫理とそれらとの協働は今後さらに進むことでしょう。「協働の鍵は各メンバーが自らの知識基盤をもっていること」というファウラー氏の言葉と共に、「看護倫理が拠って立つ知識基盤」に対し、ぶれない視点をもち続けなければいけないと痛感します。

4　和泉成子：看護における倫理　看護倫理の意義と教育のあり方．看護展望．30（8）．873-879．2005.

18

人は「注文に応えて」生きる。
ただし、注文者の思いを超えて
その言葉に託されたミッションに
応えるのでないと、業務と言えても
仕事とは言えないだろう

鷲田清一

鷲田清一：折々のことば．朝日新聞朝刊．2018年4月23日．

標記を新聞の連載コラムで見て、「注文者」を「患者」に置き換えると、これは看護へのエールだと思いました。「患者の思いを超えて、その言葉に託されたミッションに応えるのでないと、業務とは言えても仕事とは言えないだろう」と。

「WIT（ウィット）」（2001年米）というTV映画で忘れられないシーンがあります。深夜にがん患者が点滴の管を指でつまみ、わざとつまらせます。ナースコールが鳴って部屋に入ってきた看護師は、「この点滴、よくつまるのよね」と言いながら患者を優しく見つめ、コールが鳴った理由を察知する。彼女は「アイスとってきますね」と2本もって戻り、患者に渡すと、患者は1本を看護師に差し出す、ナースが「ありがとう」と言って2人で食べ始めた時、大学教授であったその患者の目から涙が溢れ、「淋しいの、私、私……」と話し始めるのです。

以前読んだアーマンらの論文[1]では、看護師や看護学生が、「よい、倫理的なケアとは？」について語っていました。例えば、看護学生は、「1人の患者が亡くなろうとしているICUで看護師がずっとそこにいた」と語りました。「それは必要な業務ではなかったです、患者の状態はナースステーションでモニターされていたのだから。でもそのナースは、厳かに亡くなっていく方を見つめ、囁きかけ、ただじっとそこにいました。ナースと

1 Maria Arman, Arne Rehnsfeldt: The 'Little Extra' that alleviates suffering. Nursing Ethics. 14(3). 372-384. 2007.

2 Kathleen Oberle(Comment): The 'little extra' that alleviate suffering. Nursing Ethics. 14(3). 384-386. 2007.

してではなく、ひとりの人間として、傍にいる、と感じました」。

そして、全員の語りから浮かびあがったのが、「小さな余分（little extra）」というテーマでした。「それは、業務上は必要ない、業務を超えたささやかな行為で、患者の傍にただ座って何もしていないように見えたり、勇敢なルール逸脱に見えたりもする。だがそれは、患者の苦しみを見て、自分への求めを感じとり、自然に、自発的にとられる、人間らしい行為なのだ。それが、よい、倫理的なケアの本体だ」と論じています。

標記の言葉にも、またこの論文にも、「超える」があります。その「超える」とは、「ウィット」の看護師や看護学生が見たＩＣＵナースのような、そういう人間らしい小さな行為に表れるものなのかもしれません。それが人の心を打つのだと思います。ささやかでも、それこそが看護の本質です。

この論文へのコメンター[2]は、《多忙な今のハイテク医療の中で、もし、小さな本質的な行為が称賛されなければ、看護師たちは容易に、それらは重要ではないと思うだろう、余分なものだと。「余分」と呼ぶことで、看護の本質が忘れ去られてしまうのではないかと危惧する》と書いていました。日本の医療・看護も現実は同様でしょう。そしてその中での本質的でささやかな「仕事」としての看護の意味を思いました。

19

話を聞いてくれてありがとう、静かだね、こんな風景を見ながら仕事してるんだね

あるがん患者

小西恵美子（研究代表者）：看護師に対する倫理サポートのアクションリサーチ．2012-2016年科学研究費助成事業基盤研究（B）研究成果報告書．2017.

標記は、不眠を訴えていたがん患者が、看護師と過ごした時間の中で語った言葉です。

以下は、その男性看護師の実践談です。患者は40代男性、化学療法の後は積極的治療をやめ、腹水貯留や疼痛などをもった状態で入院中。「不眠を頻回に訴える、看護師の態度や行為に苛立つ、家族の態度や来院の少なさに不満を述べるなど、様々なストレスを感じていることが見てとれたが、話を聞こうとすると機嫌を損ね、『そんな話をお前にする必要はない』などと強い口調で拒否することも多く、この患者への訪室はどうしても少なくなるという状況」でした。

「ある夜勤中に不眠を訴えられたため、眠剤を勧めたが拒否された。『何か気になることがありますか』と尋ねると無言のままであったため、ナースステーションの中へ誘うと了承された。ステーションの中で隣に座り特に話しかけたりはしなかったが、そのうち、『死ぬのが怖い』と言葉を発し、それから、治療で金銭的な負担をかけていること、子どもに色々伝えているが伝わっているかどうかわからず、つい声を荒げてしまうことについて語っていた。最後に、『話を聞いてくれてありがとう、静かだね、いつもこんな風景を見ながら仕事してるんだね』と言い、眠剤なしで入眠された。やがて、家族の面会後、妻から『今日は穏やかに話ができました』と報告があったり、セデーションが必要かという段階となったが子どもと最後まで話がしたいからと、強くかけることを希望しなかった。無意識ではあったが、この出来事は、患者の尊厳を取り戻すきっかけとなったのかもしれない。最後に言った『静かだね……』という言葉からは、一時的ではあるが患者でない人間の働く環境に身を置くことで、看護師と患者でなく人間と人間の語らいにつながり、看護師と患者でなく人間と人間として話がしたかったという患者からのメッセージと理解できる。普段いかに業務に慣れ患者を業務の対象としか見ていないか、それを気づかせてもらった」。

これは、日本の看護師が実践した「小さな余分」だと思います（18参照）。無意識だったというこの小さな行為は、「余分」では決してなく、患者に、それだけでなく家族にも、また看護師にも大きな意味を与えました。「人間と人間として」などの語は、18のアーマンらの研究にもありました。「よい、倫理的なケア」というものに、文化を超えた普遍性を感じるのは、きっとそれが、本当に人間らしい行為だからでしょう。

ケアは哲学的には難しい抽象的な概念だとしても[1]、看護には実践があり、看護師の行為を具体的に提示でき、またそれから学ぶことができます。看護倫理は、看護がもつこの強みを記述し共有していくことが大切であると思います。

1 AJ. Davis et. al／小西恵美子監訳：看護倫理を教える・学ぶ　倫理教育の視点と方法．日本看護協会出版会．p134. 2008.

20

大谷君の二刀流みたいに、型破りと言うか、これまでの常識を覆すような、そういう人が出にくくなってくる可能性、危険もありますよね

尾木直樹

NHK：“道徳”が正式な教科に。密着・先生は？　子どもは？.
クローズアップ現代＋．2018年4月23日放送.

平成30年度から道徳が小学校の教科となり、NHKの「クローズアップ現代＋」がこの問題を取り上げていました。番組解説によると、教えなければならない価値として、「家族愛」「礼儀」「正直・誠実」などを含む22項目が定められ、それらについて教室で考え、議論することがこの教科のねらいであるとのことです。番組は価値を教えることへの先生たちの困惑や模索などに密着。標記は、この番組のコメンテーターとして出演した、教育評論家・尾木直樹氏の言葉です。

ある教室は、「規則の尊重」という価値について、教科書の「お話」をもとに話しあっていました。《星野君は少年野球の選手。打席が回ってきた時監督に呼ばれ、確実に1点をとるため送りバントを指示された。しかし星野君は得意なコースにボールがきたため、監督の指示を守らずに打ち、結果は2塁打、勝利に貢献した。ところが試合後、彼は監督の指示に従うというチームの約束事を守らなかったとして咎められた》。先生たちは、「自分で判断することも大事な価値だ」「規則尊重に収束させるのはとても難しい」と悩んでいました。先生の悩みと尾木氏のコメントに頷き、また、道徳が本当に必要なのは今の政治家や役人たちでは？　とも思いながら、私に蘇ったのは、その昔、高校生の我々が犯したりんご泥棒の記憶です。りんご畑に囲まれ、自治とバンカラが伝統の元男子校でした。

《りんごの実が甘酸っぱい香りを放つ季節になると、クラスごとに、あるいは同じ中学の郷友会仲間で、恒例の行事「りんご泥棒」に出発した。辺りが暗くなるのを見計らって、学生帽、学生服、びくといった思い思いの入れ物に収穫物を満たすべく生徒たちは散ってゆく。留守を守る者は、鯨の刺身などの買出しをして、コンパの支度を整える。だが、どういう訳かその年は、りんごの味は殊更に甘くどこか切なく、自分たちの行為に関して生徒の間に自責の念が募っていった。講堂に全校生が集まり、生徒会が開かれた。床に整然と座した中から次々と立ち、「りんごの実が熟するまでの農家の汗を思いみよ！」とか、「暗くなってからやるのは、恥ずかしくも卑劣である」などと発言した。生徒会長が次の決意を絶叫して、会議は締めくくられた。「オレたちは、以降絶対に盗難は行わない！ここに声高に誓う！」。翌年の秋、大きな籠に入ったりんごが学校に届いた。「今年はどなたもおいでにならないもんで、こっちからお届けに上がりましたでネ」。リヤカーを引いてきた農家のおばさんは、こう言ってその籠を小使い室に置いていったとのことである》（筆者回想）。

　母校に道徳の授業はなかったですが、私たちはこの「りんごのおばさん」に、とても価値あることを教えてもらったと思っています。

21

看護師が道徳的ジレンマを体験する時、彼女たちは自分自身を失う

フェアバーンら

Fairbairn G, Mead D: Ethics and the loss of innocence. Paediatric Nursing. 2(5). 22. 1990.

標記はフェアバーンらの言葉です。これには、「ケアする人であると思っていた自分、患者のために正しいことをする自分、悪いことはしない自分、そのような自分自身の全体性を失う。彼女たちは自分の高潔さを失う」が続きます。

以下に1つの事例をあげます。[1]《看護師Aは臨床6か月目の新人で、その日は脳梗塞回復期の女性Yさんを受け持つことになった。Yさんは片麻痺があり、寝たままで、経管栄養中。尿道カテーテルも長い間入っている。医師は経管栄養の管から「食後」に痙攣止めを入れるように指示していた。申し送りでは管から「食事」を注入すると嫌がり、吐いてしまうという話がしばしば出ていた。

その日の朝、AはYさんを訪床し、「どうですか、ご飯どうですか」と声をかけると、彼女は、「もう絶対したくない」と、管の先のキャップのところをもち、何回聞いても「嫌です、ダメです」と強く言う。Aは困り果て、先輩に相談した。先輩は「じゃあ私も一緒に行く」と言い、2人がかりで「申し訳ないけど大事なお薬もいかないといけない、ごめんなさい！」と、患者の手を押さえ、ダーっと流した。患者は半身麻痺で抵抗できず、悔しそうに涙を流した。Aは、やっていて「これはいいのだろうか」と思った。この患者にとって何が一番いいことなのかわからず、心の中で、「仕方ない」という気持ちと、「こ

1 小西恵美子（研究代表者）：日本における「よい看護師」の記述　近隣アジア諸国との比較による研究．平成17-19年度科学研究費補助金基盤研究（C）研究成果報告書．2008.

れでいいのだろうか」という気持ちとが葛藤していた。先輩が、「もう入れちゃおう！」と言ったことで救われたような気持ちになり、そうやって納得しようとしたAであった。

この出来事の後、Aは次のように思い、非常に苦しい気持ちを引きずっている。「同時に何かが2つあってどちらかをしなくてはいけないが、どちらがよいのか、今もわからない。これからまた同じことがあったら、同じことをするのかもしれない」と》。

この状況での看護師の関心事が、先輩と新人とで異なっています。先輩にとっては、患者の苦しみには気づいていたとしても、その言動からは「医師の指示どおりに効率的に与薬し終える」という「目的」が重要であったと読み取れます。しかし新人には、薬を入れるという「目的」よりも「過程」に関心がありました。薬を入れようとしても、その過程で、患者がこれほどに苦しんでいる、ということが最大の関心事でした。それ故に、患者に対して看護師として行ったことが胸に刺さり、まさに標記で表されるような体験をしたのだと思います。感性豊かなこの新人は、今後どのような看護師になっていくでしょうか。この新人が「これでいいのだろうか」と思うような行為を繰り返す職場であってはなりません。

この患者Aさんへの別のケアを、22で考えたいと思います。

22

ケアのゴールは相互信頼と連帯である。
ケアが完結すると、
患者はもはや孤独ではない

トロント (Tronto J.C)

標記はケア倫理学者・トロントの言葉です。[1] 21の患者Aさんはどんなに孤独だったことでしょう。看護師2人に手を押さえられ管から食事と薬をダーッと流しこまれて。またこの行為は、インフォームドコンセントをせずに強引に行っており、法的にも問題です。

この患者の一番の求め（ニード）は何だったのでしょうか。看護師はそれに応える責任があります。また痙攣止めは、他の与薬方法を医師に提案することができたと思います。

トロントは、行動せずに単に相手に同情するといったことはケアではないとして、次の5つの過程からなるよいケアの実践ガイドを示しています。[1] ①「**関心**」：ケアの出発点。患者[2]に関心を向け、心身のニードを特定する。この過程がないとよいケアは起こらない⬇②「**責任**」：特定したニードに対する看護師[2]の責任を自覚し、行動案を列挙する⬇③「**能力**」：専門的能力をもってニードを満たすための諸条件を整える⬇④「**応答**」：患者の反応からケアの効果を評価する⬇⑤「**連帯**」[3]：ケアのゴール。患者はニードが満たされ、看護師との間に相互信頼と連帯が築かれ、ケアは完結する。

具体的に理解するために、21の患者Yさんの事例に、このガイドを用いてみます。

①「**関心**」：Yさんの最大の苦しみは経管栄養自体にあり、吐いてしまうのはそのためではないか。そのようにアセスメントしたことを患者に伝えて患者の意向を確認し、経口摂

1　Tronto Joan C: Moral Boundaries; A Political Argument for an Ethic of Care. NY. Routeledge. 1993.

2　ケアを受ける側のことで、患者に限らないが、ここでは「患者」と記す。同様に、ケアする側は、ここでは「看護師」と記した。

取への切り替えを考える。それは、排泄の自立に向けた支援にもつながるだろう。

②「**責任**」：①のアセスメントを実行に移すため、具体的な段取りを列挙する。

③「**能力**」：看護師は経口摂取を支援する能力とスキルをもっている。また、痙攣止めは別の与薬方法が考えられる。それらをふまえ、薬剤師や医師と話しあうなどの調整をする。

④「**応答**」：以上に基づくケアを行い、患者の反応を確認し[4]、ケアの効果を評価する。

⑤「**連帯**」：患者との間に相互信頼と連帯が築かれ、この事例は長期的に解決される。

この実践ガイドで重要な点をあげておきます。第1は、ケアの出発点が「関心」であることです。看護師が、看護の目で相手に関心を寄せ、ニードをアセスメントする。それを欠けば、よいケアは起こりません。21の事例に登場した先輩は、看護の目で患者に関心を向けていたでしょうか。第2は、全プロセスを通じ、看護師と患者の間に双方向のやりとりがあることです。看護ケアのインフォームドコンセントもこれにより履行されます。第3に、「連帯」という関係性がケアのゴールであること。これは、上記の事例の先輩にとって「効率よく与薬し終える」ことが目的であったのとは大きな違いです。そして第4は、知識・スキル・行為・態度が組み合わさった看護の力が引き出されることです。

3　トロントの用語では、①は「Attentiveness」、②は「Responsibility」、③は「Competence」、④は「Responsiveness」、⑤は「Solidarity」である。なお、⑤は2013年に付け加えられた（Tronto J. T: Caring democracy: Markets, equality and Justice. NY. University Press. 2013）。

4　単に「ありがとう」のしぐさや言葉からでも、患者の反応が確認できる。

23

女性は自分たちの声をもっている。
必要なのは、自分たちには
その声を上げる自立した力があると、
女性自身が自覚すること

メーガン・マークル（Meghan Markle. 英国ハリー王子妃）

標記は、メーガン・マークル氏の言葉です。[1]「自立した力」を彼女はエンパワーメントと表現しています。「女性」を「看護師」に置き換えて、これは看護へのメッセージでもあると受け止めたいと思います。

井部俊子氏[2]は、ジャーナリストのゴードン氏の指摘「看護が社会的に広く認識されないのは、非可視性と可視性の問題ではなく、『沈黙』と『発言』の問題である」を引用して、「看護界から対外的にメッセージを伝えようとする際には看護の本丸を省略しないで言及することが必要なのだ」と述べています。とても大事な主張であると思います。

我々看護職は、看護の中では、「看護の本丸」を確認しあっています。例えば、開学したばかりの看護大学での授業で、米国看護師協会の看護の定義（1980年）「看護とは、現にある、あるいはこれから起こる可能性のある健康問題に対する人間の反応を診断し、治療することである」をかみ砕いて伝えた時、学生たちは目を輝かせ、看護がいかに素晴らしいと思ったかを生き生きと感想に書いてくれたものです。日本看護協会の定義も含め、看護の本丸に関するその他の記述も、看護の価値を明白に語っており、看護職は自分たちの声を既にもっています。

しかし、看護の外に声を上げるという面では、まだ努力が足りません。例えば私は、大

1　NHK：「世界が祝福！　英国ロイヤルウェディング」．世界へ発信！英語術．2018年5月31日放送．放送中の2018年2月の討論会での言葉．

2　井部俊子：看護のアジェンダ　第41回「看護の語り方」．医学界新聞．2782．2008年5月26日．

学の地域貢献活動などは「できればやりたくない」派の教員で、社会に対しては「沈黙」に近い状態でした。しかし今にして、それらの活動も看護の価値を社会に伝える機会であったと悔やみます。その意識があれば私の行動も違っていたでしょう。看護が社会的な認知を獲得するためには、看護職1人ひとりの発信意識が不可欠です。

看護の価値は数値によって伝えることができます。例えば米国のエイケンらによる看護師と患者の数の比率の研究が、ナースの適正人員配置の立法化につながったように。[3]

言葉のもつ力にも注目する必要があります。例えば、がん患者はこう語っています。[4]「そうか、何とかこの状況の中で治療して、何とかいくようにしなきゃダメなんだなっていう勇気を自分の中から見つけられるようにと、看護師さんがカウンセリングをしてくれた。1時間半という時間を割いて、きっちりと向かいあってくれた。本当に治すという意味で一番の活躍をするのが看護師さんであり、看護という姿勢だ」「手術をするまでが医者の仕事で、そこから元気になっていく力をつけてくれるのは看護師さんの力。看護師さんの力は重大で、たった一言で患者は歩く気になれたり気が失せてしまったりする」。

さらに、媒体も重要です。例えば、医学界新聞の看護版で連載中の井部氏の「看護のアジェンダ」は看護を強力に発信し続けており、これは医療全体版の連載とするべきです。

3 Anne J. Davis：実践・研究・教育の協働における倫理．学問の発展とよりよい看護ケアのために．日本看護倫理学会誌．2(1)．p57. 2010.

4 小西恵美子（研究代表者）：患者からみた「よい看護師」に関する記述的研究：日韓比較．研究報告書（Final Report for 2004-2006 Japan-Korea Joint Research Project）．2006.

24

統合失調症の患者さんが、身体拘束下で「化石、化石になっちゃう」と発した言葉が頭から離れません

船山健二

船山健二氏の未発表コミュニケーション．2018年6月2日（船山氏許可）．

標記は、最近開催された日本看護倫理学会で出会った看護師・船山健二氏の言葉です。「化石」とは何と悲しい表現でしょう。「化石と表現している言葉の意味、重みに目を向けることが、看護実践の場では常に求められているのだと思います」と、船山氏は述べており、同氏の看護観が窺われる思いがしました。

氏の言葉を反芻しつつ改めて思うのは、出会ってきた看護師は皆、味のある物語をもっていることです。表現はそれぞれ独特で、些細に見える言葉にも深い意味が籠っていたりするのです。

「いつも頭にクエスチョンマークがありながらやっている」と呟いた看護師がいました。[1] その時は何気なく聞いていたのですが、彼女が語る文脈に注意を向けると見えてくるものがありました。医師の指示が患者にさらに苦痛を与えるに違いないと看護師は思う、しかしそれを医師に言えば医師は激怒して同僚にまで被害が及ぶ、同僚を守るためには自分は医師に従うしかない。その心の重みが、この呟きに込められていたのです。

このように、実践看護師は自律とか無害などの抽象的な倫理用語をあまり使いません。だからと言って倫理に無関心ではないのです。この看護師の語りからは、権力を有するのは誰で、それはどのように行使され、またそれはなぜなのかという問題や、看護師が患者

1 小西恵美子（編）．看護倫理：よい看護・よい看護師への道しるべ　改訂第2版．南江堂．p48. 2014.

2 Megan-Jane Johnstone: Bioethics; A Nursing Perspective 6th ed. Elsevier. p15-16. 2015.

よりも同僚を守ることに重きを置くのはなぜか、あるいは、当看護師の「クエスチョンマーク」について職場で話しあうことはできないかなど、いくつもの重要な問題が読み取れました。看護師の語りは深く考えずにはいられない倫理を内包しています。

ここで、ジョンストンの教科書[2]の「看護倫理とは？」の項から次の記述を紹介します。

「看護倫理は、他の倫理アプローチ（生命倫理、医療倫理等）とは異なり、看護師が看護師だからこそ発する声を聴き、看護の場で起こる物語を集め、記録することを非常に重視する。なぜなら、それらの物語から、他の倫理アプローチがしばしば好んで取り上げる『重要問題』[3]を超え、もっと重要な問題が必ず浮かびあがってくるからだ。物語から明らかになるのは、力の弱い人々（看護師や患者）の問題だけではない。問題の表現の仕方、言葉、概念、またそれが意味することが非常に様々な形をとることが明らかになる。看護師の体験は看護倫理探求の最も信頼しうる出発点なのだ」。

看護倫理は常に看護実践と共に歩んでいることを適格に伝えるメッセージであると思います。冒頭の日本看護倫理学会の総会では、前年度全会員８００余名中の53％が実践看護師であると報告されました。この数は、ジョンストンのメッセージを強力に裏づけるエビデンスではないでしょうか。

3　ミシェル氏は、そのような「重要問題」を「ネオン倫理」と称した。
Christine Mitschell：倫理的な看護実践が試されるとき．日本看護倫理学会誌. 9(1). 67-78. 2017.

25

苦しい時は、私の背中を見て

澤 穂希

標記は、日本女子サッカーを牽引した澤穂希選手の有名な言葉です。「私が率先して結果で見せ、態度で見せる。それを実際に見ることで、後輩たちもついていこうと思うはずです」[1]と述べる澤選手は、徳倫理が重視する「範例からの学び」[2]を語っています。

徳倫理は、古代から人々の心に存在し続けています。その焦点は人としてのあり方にあり、「よい人」であればよい行ないをすると考えます。「よい人」とは内面に優れた特質をもつ人のこと、徳はその特質のことです。人の内面にある「徳」は表情や態度、行為として外に表れて他者に認識され、それが他者を感化し、自分もそうなりたいという希望を他者に与えます。他者はよい人を範例（ロールモデル）として学ぶ。そこに、実践と教育における徳の意味があります。

事実、看護学生や看護師は臨床の場で他の看護師のよい実践を観察したり、患者や同僚からもらった言葉から自分のケアを振り返るなどにより、生きた倫理を学んでいます。[3～4]

このように、看護の職場や組織の環境は看護師の成長に関わる重要な要因なのですが、その環境が劣悪なまま、例えば、患者数も看護の必要性もますます高まる中、看護師の数は増えないといった環境で働く看護師に、よい看護師であれと求め続けることはできるでしょうか。徳倫理は、「看護を実践する職場が看護師の徳を育む環境になっているかを点

1　澤穂希：100年インタビュー「夢はみるものではなく、かなえるもの」. PHP研究所. 2017. ＜https://shuchi.php.co.jp/article/3578＞

2　AJ. Davis et. al／小西恵美子監訳：看護倫理を教える・学ぶ　倫理教育の視点と方法. 日本看護協会出版会. p124. 2008.

3　メイチェ・サマンサ・パン他：看護モデルの模倣による看護倫理観の養成. アンJ. デービス監修. 看護倫理 理論・実践・研究. 日本看護協会出版会. p103-120. 2002.

検する、という意味で捉えることも重要だ」と、ファウラーは記しています。[5]
　最近の実践現場の状況について、総合病院の副看護部長である友人Aは「看護師の専門性を高める方向が顕著になっている一方で、一般看護師の臨床能力の低下を実感する。また他職種からそれを指摘されることも多くなった」と言います。このことについてAは、「臨床の現任教育、基礎教育、その前の一般教育や家庭教育というように遡って問題にしたくなりますが、やはり経験からいかに実践的知識へと変換させるか、これは臨床で身につけるべきことです。この時、患者さんのためによい方法はないかと悩み、つまずき、内省することが大事だと思うのですが、最近は患者―看護師関係が薄くなっていると感じます」と述べ、特に重要な構造的要因として、外来での治療に重きが置かれる時代に外来看護師の数は少なく診療の補助業務が主になりがちなこと、パートタイムも多く患者に継続的に関わるスタッフが少ないことをあげています。また、特定行為など、看護の専門性を医学とリンクさせる最近の傾向についても、「本来であれば生活者としての患者に寄り添い、医療の有効性の判断を助けることこそ看護の専門性なのではないか」と言っており、私も、看護の専門分化と役割拡大の追求は、一般看護師の「臨床能力」という重要な「徳」の引き上げにつながるものであってほしいと切に願っています。

4　小西恵美子他：喜び・苦悩・学び―若手看護師のよい・よくない看護師体験から．日本看護倫理学会誌．3(1)．11-18. 2011.

5　Fowler M.: Nursing's Ethics, In: Davis A. J. et al., Ethical Dilemmas and Nursing Practice 4th ed. 23,. Appleton & Lange. Stamford. 1997.

26

医療をよくしていくためにどの患者も平等に研究に参加する権利をもっている。特定の人を対象から外すのは患者の権利を奪うことです

パメラ J・グレース (Pamela J. Grace)

グレース氏は米国ボストン大学の看護倫理学者。
2017年5月に日本看護倫理学会第10回年次大会で招聘講演をされた。

標記は、日本における研究倫理、特に対象者の権利への熟考を促す重要な言葉です。

２００４年、国際共同研究「患者が捉えるよい看護師」[1]を企画し、成人がん患者に面接調査をすることになりました。代表者の私から患者の年齢の上限を65歳程度とする案を発信したところ、直ちに標記の反論がグレース氏から来たのです。日本では、対象者への過度の負担などの点から、対象者の年齢を65歳程度までとするのが当時の慣行で、単純にそれに沿って発信したのでしたが、標記の意見にハッとし、「研究への参加は患者が公平にもつ権利」という大切なことを学んだのでした。後日「研究参加者選択の公平性」ということが、米国の研究倫理共通規則の倫理審査規準の1つに定められていることも知りました。

さらにこの研究では、「研究を不許可とすることの倫理性」についても考えさせられました。当初、入院中のがん患者に面接させてもらうため、所属大学の研究倫理委員会（以下、ＩＲＢ[2]）の承認書を添え、いくつかの病院に研究実施の許可を求めたところ、全て「不許可」でした。理由は一様に、「がん患者に面接などとんでもない、何かあったらどうするのだ」ということでした。結局、組織に頼ることは断念し、患者会などを通して対象者を募りました。趣旨を説明するとどの方も面接を歓迎し、終わると「よく聴いてくれた、話してすっきりした」と、患者を次々に紹介してくださり、中には、「あの研究は絶対大

1 小西恵美子：東アジアGood Nurse研究の船出と推進、成果．看護研究．44(7)．636-642．2011.

2 IRBはInstitutional Review Boardの頭文字をとった略称である。

3 Anne J Davis：アン・デービス博士との研究倫理についてのQ&A．看護研究．40(5)．459-468．2007.

事だから、がんばれと伝えてくれ」と、家族に言い残して亡くなられた方もいます。

この経験から「研究対象者の権利」の意味を改めて学びました。その権利は2種類あり、1つは研究参加に「ノー」、他は「イエス」と言う権利です。日本の研究倫理では「ノー」の権利が強調されますが、次の2つのコメント[3]はその傾向に問題を投げかけています。

「研究に参加する／しないを患者に代わって医療者が決めるという考えはパターナリズムであり、そもそもそれが、インフォームドコンセントを導入した理由です。ＩＲＢは委員会の機能には限りがあることを知り、パターナリズム思考から脱却する必要があります」。

「ＩＲＢは、害が起こりうるという明らかなエビデンスがない限り、何かが起こるかもしれないという理由で研究の可否判断をするべきではありません。何が起こるかはわからないのであり、研究者を否定することはほとんどあってはならないことです。ＩＲＢの役割は対象者を害やリスクから守ることにありますが、何かが起こるかもしれないという理由で研究をさせない権限は委員会にはなく、またそれは患者の研究参加権を奪うことです」。

研究者は、研究で対象者に生じうるあらゆるリスクを検討し、その対策を計画書に記載します。ＩＲＢは、そのようにして研究計画を立てた研究者を信頼するのが倫理的なあり方であり、またそれが、患者の研究参加権を保障することでもあると考えます。

27

一般化を目指す研究だけが研究ではない。研究の定義は多くあり、看護は実践の向上を目指す研究を重視する

ダグラス・オルセン(Douglas P. Olsen)

Douglas P. Olsen: Ethical Issues; Determining When an Activity Is or Is Not Research. American Journal of Nursing. 116(10). 55-60. 2016.

ある学会の研究倫理セッションで「看護研究の扱いに困っている。看護研究は研究と言えるのか」との発言がありました。会場に「同感！」の空気が流れる中、私は黙って次のように考えていました。「看護師は質的研究を通して弱者の体験や実践の重要性を浮きぼりにする。それは、大集団から得た数値の並ぶ研究では得られない貴重な知見なのだが、『本研究は例数も少なく結果は一般化できない』旨の研究の限界をほとんどが述べる。『当院では、』といった発表も多い。やはりそれらは研究倫理委員会（以下ＩＲＢ）や他分野の人々には『研究』として通用しないのだろうか」と。悔しさ半分、弱気半分の心境でした。

その後出会ったのが標記で「研究」に対する旧来の考えの先を行く言葉です。米国の看護師も悔しさや弱気と戦う時があったに違いないと大いに励まされ、さらに、看護の仲間と共に米国の研究者の話を聞き、文献も調べ、米国では、データを用い・生み出す実践的研究が明確に定義され、非常に重要視されていることを知りました。[1~2] 例えば「質向上、Quality Improvement」（以下ＱＩ）は、「特定の病棟や施設のケア提供に迅速な改善をもたらすようにデザインされた、データを用いた体系的な活動」と定義され、次のような特徴があります。

①臨床、管理、教育でよく起こる問題を取り上げる、②ケアの質や仕事の迅速な改善を

1　麻原きよみ、三森寧子、八尋道子、小西恵美子他：看護研究の倫理審査に関する考察　アメリカ合衆国の事例を踏まえて．日本看護科学会誌．36. 80-84. 2016.

2　2004-2005年頃から設置されている看護実践博士（Doctor of Nursing Practice: DNP）の課程では、旧来の研究（リサーチ）ではなく、QIを含む実践的研究を焦点に教育されている。

目的とする、③研究計画を注意深く立て（Plan）、ＩＲＢの承認[3]を経た上で研究を実施し（Do）、それによる実践上の変化を評価し（Study）、引き続きとるべき改善ステップを決定する（Act）。④この、「ＰＤＳＡサイクル」[4]と呼ばれる循環を迅速に回し、知見を速やかに実践に取り入れる、⑤研究対象は特定病棟の患者集団等であることも多く、例数は少ない。しかし、他施設でも使える研究方法にしたり、成果を学会や論文で発表することなどを通し、他の看護師を鼓舞して広く追試を促し、それによって知見の一般化を高めることができる。これらの点を見ると、日本の看護師も、業務改善研究や、検査・処置を受ける人への情報パンフレットの作成や評価など、ＱＩ研究を多く行っていることに気がつきます。一般化可能な知識創出を強調する旧来の研究では、結果が実践に還元されるまでに長い年月を要しますが、実践的研究は、得た知見は速やかに実践に移されるのです。

看護研究は医学系研究とは性格の違う研究です。例数の少なさを限界と捉える必要はないし、「当院では、」といった研究も重要です。その知見を広め他施設の看護師にも同様の研究を促していくことが、研究の価値と実践の質を高めます。我々自身が看護研究に自信をもち意義を主張しなければ、ＩＲＢや他職種の認識は変わらないかもしれません。米国のＩＲＢも、「かつては怖い存在であったが、今は研究者に友好的な委員会になった」[2]のです。

3　米国の研究倫理審査は、連邦共通規則（Common Rule）に基づいて、どの領域でも同じ規準が適用される。

4　Plan・Do・Study・Actの頭文字をつなげた計画・実行・研究・改善の循環を迅速に回し、質改善を起こす。ビジネスからもたらされた考え方。

28

ヘルスプロモーションは健康の可能性の拡大を追求する実現志向のアプローチ、ヘルスプロテクションは回避志向・問題志向のアプローチである

ノラ J・ペンダー (Nola J. Pender)

ペンダー[1]は、ヘルスプロモーション（健康増進）とヘルスプロテクション（疾病予防）の違いを標記のように述べ、実現志向の健康増進に力点を置く理論を展開しています。看護は長く、回避志向・問題志向で実践してきました。これは、看護が医学に属していた時代の名残りと思われ、例えば看護師は、「知識不足」とか「セルフケア不足」などと患者にラベルをつけたりします。患者がそれを見れば「何て失礼な！」と思うでしょう。当人と話してみると実は知識を求めているとわかるかもしれません。その「知識を求めている」が、当人の実現志向の表れであり、ラベルとして適切です。患者の強みやよさに着目する実践は、患者にも看護師にも、問題志向実践よりもずっと楽しく創造的だと思います。

保健師が発信する健康情報などでも回避志向に出会います。例えば活性酸素についての記事は、「要支援・要介護の原因となる疾患の予防には活性酸素を抑える生活習慣が大切」として、次の5つを列記していました。①エネルギーのとりすぎを避ける、②栄養バランスの悪い（野菜や果物の不足など）食生活を避ける、③過激な運動を避ける、④不規則でストレスの多い生活を避ける、⑤放射線、紫外線、薬物などへの暴露を避ける（原文ママ）[2]。

誰もが気づくのは、全てが「避ける、避けるのメッセージだ」ということでしょう。認知症病棟などによくある「ここ出ちゃダメ、危ないから」といった「ダメ出し」に共通す

1　ノラ J. ペンダー／小西恵美子監訳：ペンダーヘルスプロモーション看護論．日本看護協会出版会．p17-20. 1997.
2　私学事業団：つくろう！健康なカラダ　「活性酸素の話」．共済だより．Vol 49. p8. 2014.

る「回避志向」。日常生活にリスクゼロはありえず、大事なことは、それにどう向き合い、折り合いをつけて生活していくかです。例えば私たちは、食べ過ぎたり不規則をしてしまったりし、「ああやっちゃった、いかんなあ」と後ろめたくなります。そんな時に専門職から、「時にはそんなこともあるよネ」と、ダメ出しでなくプラスの言葉が出ると、ほっと救われた気分になるものです。治療的対話はそこから始まると思います。

また⑤では、性格の違うリスク因子が同列に並んでいますが、放射線や紫外線は環境中に存在しており、単純に避けるのではなく、暴露量を加味した指導が必要です。原発事故避難者への差別やいじめの根っこには、「量」の考えの欠如した回避志向、リスクゼロ志向があると私は考えています。「避ける、避ける」は「排除する」につながります。根拠のない回避志向がもたらした過ちや弊害は数知れず、ハンセン病者の隔離政策や旧優生保護法下の強制不妊手術はその際たるものです。

看護は、心、体、関係性などの多次元で健康を捉えます。したがって、対象の強みや健康に資する力を健康のあらゆる次元で発見し、それをさらに伸ばすことで、その人の健康感を引き上げることができるはずです。ＩＣＮ看護師の倫理綱領が謳う看護職の4つの基本的責任のトップに立つのが健康増進であり、私はその意味を改めて考えました。

29

一人称にてのみ物書かばや、我は女《おなご》ぞ。一人称にてのみ物書かばや、我は、我は

＊「書かばや」の意味は「書きたい」

与謝野晶子

１９１１年、与謝野晶子は、平塚らいてうが中心となって発刊したわが国初の女性による女性のための月刊誌「青鞜」の創刊号に標記の歌を寄せました。女性である「私」が感じたことだけを、自分の責任で、自らの言葉で書くという宣言として。[1]

１９８０年、米国看護師協会（以下ＡＮＡ）の社会政策声明は、「いまや同質（看護婦は看護婦である）の時代は去り……」と述べます。[2] 看護師が昔ながらの行動枠の中で個を表さず、看護師は看護師であるとして自らに同質性を課す、その時代の終わりを宣言したのです。晶子の歌を、ジェンダーの視点を別にして、同質性への決別と「我」という「個」への出発と捉えると、その精神は海を越え、半世紀余り後のＡＮＡに引き継がれたかのようです。看護師になって約1年、それは上記声明の10数年後のことでしたが、同質性の真っただ中で働いていた私は初めてこの声明に触れ、大きな希望と感動を抱いたものです。

あれから4半世紀経った日本の看護は、専門分化が進み、また役割拡大の求めは医師からも上がる[3〜4]時代になりました。そんな中、若い看護師たちに私が常々言っているのは、「主語を明確に、とりわけ『私』を明示して書く」、ということです。

看護師が書く文章は、主語がないことが多いのです。例えば「Ａ氏は脱水と血圧低下にて入院、ＨＣＵ管理にて症状安定。病状説明後、家族と相談し退院の方針。最終的に患者

1　芦沢俊介：平塚らいてう「青鞜」「わたくし」を主語にして書く．日本経済新聞．2015年11月22日．

2　American Nurses' Association／小玉香津子他訳：いま改めて看護とは．日本看護協会出版会．p38. 1984.

の意向を確認したところ「家に帰りたい」という気持ちに変化はなく、自宅退院で多職種と連携を図った。看護師の対応はこれでよかったのか」のように。

多忙な中での記録の癖でしょう、文章が体言止めで完結不全であることが気になりますが、それを置いても、医療者の行動を示唆する動詞（傍線部）のどれにも主語がありません。そのために、行動した人は医師なのか、看護師なのか、看護師ならばそれは師長なのか、あるいは多職種で集まって行動したのかなどがまるでわかりません。さらに重要なことは、「看護師の対応はこれでよかったのか」と記している看護師の一人称がないことです。書き手はこの状況の当事者なのか、どこか離れたところで見聞きしたことを書いたのか、そして何を、なぜ悩んでいるのかがわからないのです。

主語がなくても通じてしまう日本語の特徴に加えて、看護師が主語のない文章を書くのは、看護過程に基づく記録は患者を主語にして書くように教育される、実践ではチームの中の顔の見えない一員として記録する習慣がある、などが考えられます。

医療者の行動は責任を伴い、主語の明記は不可欠です。与謝野晶子が詠った「一人称にてのみ物書かばや」は、日本の看護師が、顔の見える「個」として開放され、本当の専門職となるために真っ先にすることであると、私は考えます。

3　東徹：医師以外の職種が主体的に治療方針を提案する新たなチーム医療の試み．医師の観点から．病院・地域精神医学．59(3)．275-278．2017．

4　満武里奈：手術件数増加に伴う麻酔科医不足の切り札とは．日経メディカル．2018年7月5日．<https://medical.nikkeibp.co.jp/leaf/mem/pub/report/201807/556843.html?n_cid=nbpnmo_mled_html-new-arrivals>

30

意思決定プロセスは、ジグソーパズルの組み立て作業のようなものだと私は思っています

鈴木真理子

標記は、がん看護の実践を経て看護大学の教員をしている鈴木真理子氏の言葉です。[1] 成人看護実習で、学生が受け持ったがん患者Y氏は病状が深刻でインオペ[2]となってしまいました。鈴木氏はその指導教員で、彼女による状況の概略は次のようでした。

《Y氏は医師から、化学療法をするか否か、入院継続か外来通院かなど、今後の事の意思決定を迫られていた。学生は「昨夜はよく眠れなかった、今朝はひとりになりたい」と言うY氏の苦悩を感じるがどうしたらよいかわからない。病棟看護師も同様で、患者の意思決定プロセスへの看護師の関与は見えなかった。その日の午後、鈴木氏が学生と共にY氏を訪室し、話を伺っているうちにY氏が、「何を決めなければいけないかはわかっているつもりだが、どう決めたらいいのかがわからない」と言われ、かなり踏み込んだやりとりをした。Y氏はその夜は術後初めて眠剤なしに眠れたと、翌朝学生に話した》。

私は、迫られた意思決定に悩み、心を閉ざしていたY氏が右記傍線部で鈴木氏に心を開いたようだと感じ、その時の「やりとり」を尋ねると、鈴木氏は標記に続けて次のように答えてくれました。《いくつものピースを組み立てて作品を完成させるジグソーパズル、完成作品が同じでもピースの形、大きさ、数等が変わればその難易度も変わる。患者さんの意思決定も、結論までの過程で、病態、治療のメリットやデメリット、経済状況等々、

1 筆者との会話から発せられた鈴木真理子氏の言葉．2018年4月20日（鈴木氏の許諾を得て掲載）

2 「手術不能」を意味する医療用語。Y氏は開腹したがそのまま縫合して戻りとなった。

考えるべきことは個々に違います。結論（パズルの完成）までに、それらをどう組み立てていくのか、意思決定プロセスはその組み立て作業に似ています。今回のY氏は現状認識も理解力もしっかりされ、自身の考えも表明できた方で、パズルに必要なピースはほぼ既に揃っていました。しかし、どんなパズルに仕上げていいのか全くわからない患者には雲をつかむような状態です。看護師はパズルの組み立て作業には関わらず、完成作品のみを見せてもらう／受け取るような関わりをしがちです。私は、患者からお聞きした情報や経験等の1つ1つのピースを用いてある程度パズルを完成させる作業を私が行いました。ある程度完成品（ゴール）が見えてくると患者は安心して残りの作業は自分でできます。Y氏も「化学療法を受ける。初回の化学療法はこのままの入院で」ということを自分の意思として家族や医師に伝えることでパズルを完成させました。Y氏が「眠剤なしで眠れた」と言われたことも1つの成果の表れと思いました。どの位のピースを残すかは悩むところですが、患者自身に嵌め込んでもらう、または一緒に嵌め込むためのピースは必ず残すことで患者の意思尊重ができると思っています》。

「意思決定を支える看護」が叫ばれていますが、その意味は何か、何を支えるのか。鈴木氏はその答えと共に、看護師の力と勇気、そして責任感を明確に語ってくれたのです。

あとがき

本書は、看護職や患者が語った言葉、本や講演などで出会った言葉、あるいは社会の出来事を報じた新聞やテレビなどの言葉に光を当て、その文脈や背景に流れる看護倫理を考えました。書いていく途中で「看護倫理とは、広い意味では、社会のあらゆる倫理的な問題を看護の立ち位置で考え、発言することである」というジョンストンの言葉（Bioethics; a nursing perspective 5th ed, 2015）に出会い、本書の視点はこれなのだと意を強くしました。

医療専門職の中で、看護がもつ複雑さは独特です。ここで再び「言葉」とともに、そのいくつかを綴ってみたいと思います。

まず、関係性と責任の複雑さです。看護師は患者に対して責任があるし、患者の家族にも、医師にも、他の看護師にも、さらには看護師が働く施設にも責任があります。「これを『真ん中の看護師』と名づけましょう。複雑な関係性の中で、看護師の責任は何をおいても患者であると言いたいのですが、現実には、実践で確かにそうだという証拠がみつからないのです」と、２０１６年の日本看護倫理学会第９回年次大会で講演したミシェル氏は述べていました。氏が実践する米国ですらそうなのかと思うほど、看護師の立場は複雑です。さらにこれからは、認知症人口や救急患者の増加などにより、患者自身の自己決定が難しい状況がさらに増え、看護師の役割がますます重要になっていくでしょう。「真ん中の看護師」のぶれない看護が試されます。

２つ目は、看護師の道徳的・倫理的な体験の複雑さです。ビーチャムらの本（Principles of Biomedical Ethics 7th ed, 2013）に、「様々な医療職種の中で、看護は至る所で葛藤を抱えるという点で最も特徴的な職種である」とあるように、看護師は次のような葛藤を日々体験しています。

Ａ　目の前の状況が何かおかしいと感じるが何が問題なのかがはっきりせず、どう行動したらよいかもわからないという「道徳的不確か」

Ｂ　望ましくない２つの行動の中でどちらかを選ばなくてはいけないという岐路に立たされている「道徳的ジレンマ」

Ｃ　所属組織や人間関係等の制約のため、自分が正しいと判断したことを実行することができない「道徳的苦悩」

これらの葛藤は他職種にもあるでしょうが、看護ほどこれらに関する文献が豊富な職種はないと思います。看護は、それらの葛藤に注目して、職場環境や倫理教育の向上を目指して検討してきました。そしてその延長線上に、「道徳的レジリエンス」という概念が最近生まれています。これは、日々の業務における辛い体験を糧に成長していく看護師がいること、および、そのような看護師が持つ復元力としなやかさに着目した概念で、ナイチンゲールの自然治癒力につながる考えが、看護倫理の視点で探求されているのです。

そして3つ目が看護の歴史です。ジョンストンは上掲書の中で、「特に重要なことは、看護倫理は固有の歴史を持っているということだ。それは今日我々が享受しているようなものではなかったことを忘れてはならない」と述べます。これは、看護には医師の従属者として働いた歴史があるということを指しています。それはもう過去のものかと言えば、必ずしもそうではありません。今でも、看護師は自分の従属者だと思う医師は少なくないし、また、そう思っている看護師もいて、そのことが、今日の看護実践と看護倫理を複雑にしています。

現在、医療における倫理に関しては、看護倫理のほかに、生命倫理や医療倫理を含むいくつかのアプローチがあります。その中で、看護倫理は最も長い歴史を持ち、ナイチンゲール（1820~1910年）以来の170年余りを看護実践と共に歩んできました。一方、生命倫理や医療倫理が生まれたのは1970年代以降です。

「賢者は歴史に学ぶ」という言葉がありますが、看護倫理なくして、看護が明確な学問として発展し、社会から正当に認められることができたでしょうか。再びジョンストンの言葉です。「看護を実践する者は、他の職種にはなくて看護職だけがもつ一連の体験（道徳的な葛藤を含む）をする。また、看護師は他の職種と関わり合い、協働関係を持つが、その関係性の中で意思決定し行動する上で、『これは明確に看護だ』という体験をどうしてもする。その体験を避けたりはぐらかしたりはできない。看護師に看護倫理が不可欠だというのはそういうことなのだ」。看護実践がある限り、看護職は看護倫理を守り、育てていかなくてはなりません。

さて、本書に登場した「倫理（ethics）」と「道徳（moral, morality）」という語について述べておかなくてはと思います。語源的にはどちらも共同体における慣習、習俗を表し、通常は同義語として使われますので、多くの場合は「倫理」と記しました。しかし、道徳は我々が日常生活で用いる「言語」や「音楽」に、倫理はそれらを学問として体系的に検討する「言語学」や「音楽学」にしばしば喩えられます。また、道徳は個人のあり方を、倫理は「看護師の倫理綱領」のように集団や職業集団の規範として公的な性格が強いということもあります。それらの点から、「倫理」よりも「道徳」の方が適切と考えたところでは、意識して「道徳」という語を用いました。

謝辞を述べます。まず、本書を発案された日本看護協会出版会の青野昌幸氏に感謝を申し上げます。私も共著者として参加させて頂いた「倫理的に考える医療の論点」という本が同出版会から2018年初頭に刊行された後、青野氏から、「言葉をとおして看護倫理を語るというアイデア、いいと思いませんか？　今度は小西先生おひとりで書いてくださいー！」と、半ばプッシュのようなオファーを頂いたのです。「候補にどうぞ」と、素敵な言葉に付箋をつけて、本や雑誌の切り抜きをどっさりと送って下さり、実に多方面の本を沢山読んでいる方だなーと感心しました。大変なチャレンジと思いましたが、大いなる助けを青野氏に感じ、やってみようと思った次第です。本をひとりで書き上げるのは初めてで、文献もいっぱい読まなくてはならず、楽しくも苦しい5か月間でしたが、青野氏の迅速で適格なフィードバックとユニークな提案があったからこそでした。青野氏なくしてやり遂げることはできなかったことは確かです。編集者というよりもプロデューサーであった青野氏に心から感謝いたします。

それから、様々な言葉を語ってくださった患者とその家族、看護師、倫理学者や教育者、理論家などにお礼を申しあげます。

最後に、亡き母に感謝の意を伝えます。母は亡くなる時、それまで研究職にいた五十路の私に、看護師になる「気」と「機」を遺してくれたのです。

２０１８年９月

小西恵美子

看護倫理《かんごりんり》を考《かんが》える言葉《ことば》

2018年12月10日　第1版第1刷発行〈検印省略〉

編者　小西恵美子《こにしえみこ》

発行　株式会社 日本看護協会出版会
〒150-0001 東京都渋谷区神宮前5-8-2　日本看護協会ビル4階
〈注文・問合せ／書店窓口〉TEL 0436-23-3271　FAX 0436-23-3272
〈編集〉TEL 03-5319-7171
http://www.jnapc.co.jp

印刷　日本ハイコム株式会社

ブックデザイン　大野リサ

ISBN 978-4-8180-2137-2